KB062753

한방 의술의 대가 박천수가 밝히는 무병장수의 비밀

암 없이 100세 살기

암 없이 100세 살기_한방 의술의 대가 박천수가 밝히는 무병장수의 비밀

펴 낸 날 │ 2012년 5월 15일 초판 1쇄

지 은 이 │ 박천수
펴 낸 이 │ 이태권
책임편집 │ 곽지희
책임미술 │ 하현지
펴 낸 곳 │ (주)태일소담
　　　　　서울시 성북구 성북동 178-2 (우)136-020
　　　　　전화 │ 745-8566~7 팩스 │ 747-3238
　　　　　e-mail │ sodam@dreamsodam.co.kr
　　　　　등록번호 │ 제2-42호(1979년 11월 14일)
　　　　　홈페이지 │ www.dreamsodam.co.kr

ISBN 978-89-7381-272-1 03510

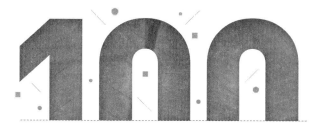

한방 의술의 대가 박천수가 밝히는 무병장수의 비밀

암 없이 100세 살기

박천수 지음

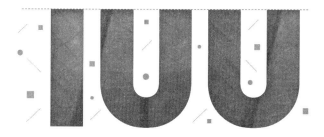

소담출판사

| 차 례 |

추천사 9

서문 11

Chapter **01**

암은 왜 생길까?

돌연변이 세포가 모여서 암이 된다 16 • 암이 생기는 원인 19 • 암을 치료하는
세 가지 원리 23

Chapter **02**

암을 이기는 생활 습관

면역력이 곧 생명력이다 34 • 힘의 원천은 단전 39 • 명상을 생활화하라 42 •
산책과 운동으로 생명 에너지를 얻어라 46 • 노화와 질병의 씨앗, 활성산소
49 • 웃음은 만병의 특효약이다 53 • 목욕으로 몸속의 독소를 빼내라 56 •
숲에서 몸과 마음을 치유하라 64

Chapter **03**

내 몸 살리는 식습관

음식이 몸을 만든다 68 • 꾸준한 식이요법은 암으로부터 해방되는 지름길 73 • 암 환자는 맛있게 잘 먹어야 한다 75 • 하루 세끼, 기분 좋게 먹자 78 • 해독 기능이 뛰어난 음식들 80 • 항암 효과가 뛰어난 음식을 먹자 83 • 면역력 강화 음식 86 • 단백질과 지방 섭취의 원칙 95 • 생명 에너지 가득한 유기농 제철 음식 98 • 항암탕으로 면역력을 높여라 101 • 암세포의 성장을 돕는 물질을 피하자 104 • 체액의 산성화를 막아라 113 • 농약에 대해서 제대로 알자 116 • 활성산소와 과산화지질의 위험성 121 • 가공식품에 함유된 식용색소를 조심하라 124 • 내 몸을 죽이는 발암물질, 환경호르몬 127 • 친환경 농산물 131 • 암의 종류에 따른 식이요법 134

Chapter **04**

암의 종류별 증세와 병리

위암 142 • 간암 146 • 폐암 151 • 유방암 157 • 자궁암 161 • 갑상선암 164 •
전립선암 167 • 직장암 170 • 뇌종양 172 • 신장암 176 • 대장암 179 • 췌장암
182 • 식도암 186

Chapter **05**

암을 물리치는 우리의 전통 음식

죽염 190 • 천연 유황 200 • 마늘 203 • 초콩 209 • 감식초 213 • 녹즙 217 •
호두기름 220

Chapter 06

우리 몸을 치료하는 항암 약재

느릅나무 224 • 겨우살이 227 • 부처손 231 • 꾸지뽕나무 235 • 으름덩굴
237 • 짚신나물 239 • 바위솔 241 • 까마중 243 • 오갈피나무 245 • 산죽 248 •
화살나무 251 • 어성초 254 • 삼백초 256 • 백화사설초 258 • 쑥 260 • 머위
263 • 돌나물 267 • 달래 269 • 냉이 270 • 도라지 272 • 취나물 274 • 민들레
276 • 표고버섯 280 • 송이버섯 282 • 느타리버섯 284 • 다슬기 286

Chapter 07

사상체질 진단

사상체질이란? 292 • 음양오행에 의한 체질 분류 295 • 오링테스트에 의한
체질 분류 297 • 나는 어떤 체질일까? 301 • 체질과 음식의 관계 306

참고 자료 · 참고 사이트 310

암 없이 100세 살기. 의술이 발달한 만큼 병의 종류도 끊임 없이 늘어가는 현대사회에서 이것이 과연 실현 가능한 일일까? 저자 박천수는 실력파 한의사로서 오랜 세월을 암 환자들과 함께해왔다. 그동안 그는 다양한 암 환자들을 만나오며 환자들의 고통을 덜어주고자 수많은 방법을 시도했다. 동료 한의사들이 대도시 병원의 안락한 환경에서 일하는 동안에도 그는 시골 산골짜기에서 환자들과 함께 울고 웃으며 암에 대한 연구를 멈추지 않았다. 이 책은 그의 20여 년간의 '암과의 전쟁'을 기록한 보고서라고 해도 과언이 아닐 것이다. 때로는 말기 암 환자의 죽음 앞에서 절망하고, 때로는 기적적으로 병을 이겨낸 환자와 함께 기뻐했던 그는 현대 의학으로 완치 불가능한 암을 한방 의술로 고치는 게 과연 가능한 것이냐는 의문 섞인 질문을 수없이 받았다. 그럼에도 꿋꿋이 한방 의술의 필요성과 그 탁월함을 임상계와 학계에 발표해왔으며 자신의 경험담을 수많은 후학들에게 나눠주기도 했다.

　암을 정복한다는 것은 생명의 신비를 밝히는 것만큼이나 녹록지 않은 일이다. 그러나 결코 포기할 수 없는 일이며 누군가가 앞장서서 소명의식을 갖고 평생 직업으로 감내해야 할 일이기도 하다. 그러한 사명에서 단 한순간도 벗어나본 일이 없는 저자 박천수의 책이라면 암 치료에 골몰하고 있는 숱한 의료인과 환자 및 가족들에게 큰 힘이 될 것이라 사료된다.

'천 가지 병에 만 가지 약이 있다'는 말이 있듯이, 세상에는 암을 극복하는 비법에 대한 무수한 설이 난무한다. 그리고 암을 극복하겠다는 집념이 강한 환자일수록 그러한 소문들에 이리저리 휘둘리기 십상이다. 그러나 병증이 깊을수록, 근거 없는 소문에 우왕좌왕하기보다는 전문 의료인의 신빙성 있는 조언에 귀를 기울이라고 말하고 싶다. 지금 당장 절박한 상황에 처해 있는 환자는 물론이고, 언제라도 병에 노출될 수 있는 모든 사람들이 이 책을 통해 건강에 대한 근본적인 지침을 새겨들어 무병장수하기를 기원한다.

前 우석대학교 한의과대학 학장, 대한경락경혈학회 회장

한의학 박사 이상룡

사람이 누릴 수 있는 복 가운데 가장 큰 것은 건강하게 장수하는 것이고 가장 큰 고통은 질병과 죽음에 얽매이는 것이 아닐까 한다. 사람들은 피하고 싶어도 뜻하지 않은 질병에 걸려 극심한 고통에 시달리거나 생명을 잃는다. 암을 비롯한 각종 난치병은 사람들의 건강한 삶을 매 순간 위협한다.

암은 어느 날 갑자기 생기는 것이 아니다. 몸속에 생긴 이상 증세 하나가 기나긴 세월에 걸쳐 축적되면 어느 정도의 시간이 지난 뒤에 암이라는 결과물로 발견되는 것이다. 우리 몸은 약 60조 개의 세포로 이루어져 있는데 그 가운데 단 한 개의 이상 세포로부터 암이 시작된다. 암이 가져오는 엄청난 결과에 비하면 시작은 매우 사소한 셈이다.

인체에서는 매일 7천만 번의 세포분열이 일어나는데, 이때 특정 요인에 의해 면역 체계를 인식하지 못하고 염기(鹽基) 서열에 오류가 발생하면 비정상적인 세포분열이 이루어진다. 이런 과정에서 세포가 무제한 증식하는데, 이것이 바로 암세포다.

암세포의 성장 속도를 정확히 측정하기는 어렵다. 하지만 암세포의 크기가 두 배로 증가하는 데 걸리는 시간은 각각의 암의 종류에 따라 일정하다고 알려져 있다. 일반적으로 암은 직경 1cm, 무게 1g의 종양이 생겼을 때 판정되는데, 이는 한 개의 암세포가 서른 번 분열해야 가능한 크기다.

암세포가 한 번 분열하는 데는 대략 백 일 정도가 걸리므로 하나의 이상 세포가 암으로 발견되기까지는 총 3천 일이 걸리는 셈이다. 따라서 어떤 사람이 오늘 암으로 진단받았다면 약 10여 년 전에 이미 그 사람의 몸에 암세포가 발생해서 서서히 자라온 것이라고 볼 수 있다.

이처럼 긴 시간을 몸속에 암세포를 키우고 있으면서도 그것을 알아차리는 사람은 드물다. 1997년 전주 모악산에 한의원을 차리고 지금껏 암 치료를 해오면서 가장 마음 아픈 순간은 이미 어떻게 해볼 도리 없이 깊어진 병중을 안고 찾아오는 환자들을 볼 때였다. 그들 대부분은 수술과 항암 치료, 방사선 요법 등 현대 의학의 치료 방법을 믿고 최선을 다해 노력하다가 결국 실패한 뒤에 나를 찾아왔다.

이들 가운데 치료에 도움을 줄 수 있는 사람은 극히 적다. 나에게 올 때쯤에는 이미 음식을 먹을 수 없거나 소화를 못 시키는 상태 혹은 소화가 되더라도 인체가 필요로 하는 영양을 스스로 합성해서 쓸 능력을 잃은 상태이기 때문이다. 음식물도 흡수되지 않는 상태에서 온갖 치료약과 치료 방법이 무슨 소용이겠는가.

암 선고를 받은 환자나 그 가족들은 대개 암을 죽을병으로 인식하기 때문에 공포감과 슬픔, 불안과 근심에 사로잡혀서 제대로 된 치료의 기회를 놓치는 경우가 많다. 그렇다면 암 진단을 받았을 때 제일 먼저 해야 할 일은 무엇일까? 우선 가족들이 합심해서 환자의 마음을 안정시키고, 치료에 전념할 수 있는 환경을 만들어주는 것이 가장 중요하다. 적절한 치료 방법을 찾는 일은 다음 차례다.

이 책은 암을 예방하고 치료하는 데 필요한 각종 한방 요법과 자연요법, 체질별 식습관 및 올바른 생활 습관 등에 대해 자세히 알려준다. 아마 이 책을 읽는 독자들 중에는 이미 암 판정을 받은 사람 혹은 암 환자의 가족도 있을 것이고, 암 예방에 관심 있는 건강한 사람도 있을 것이다. 분명히 알아둘 것은 암은 그 누구라도 걸릴 수 있는 병이라는 사실이다. 부디 이 책을 통해 '암은 불치병'이라는 고정관념을 버리고 암 치료와 예방에 가장 효과적인 방법을 터득하기 바란다.

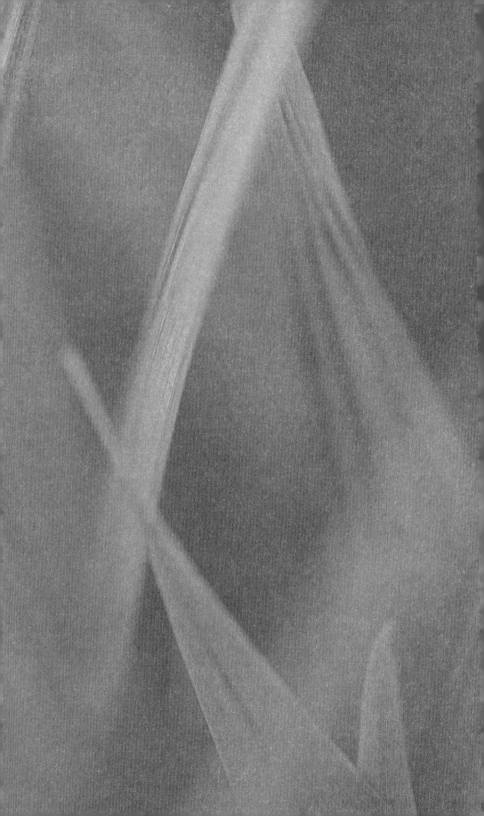

Chapter 01

암은 왜 생길까?

돌연변이 세포가
모여서 암이 된다

우리 몸을 구성하는 가장 작은 단위는 세포이다. 이 세포는 자체의 조절 기능에 의해 분열과 성장을 거듭하다가 수명이 다하거나 손상되면 스스로 사멸한다. 정상적인 세포는 이러한 과정을 되풀이하며 전반적인 세포 수의 균형을 유지한다.

그런데 여러 가지 원인에 의해 세포 자체의 조절 기능에 문제가 생기면 사멸해야 할 비정상 세포들이 돌연변이를 일으켜 과다 증식하게 되고, 경우에 따라 주위 조직 및 장기에 침입하여 종괴(腫塊, 덩어리)를 형성하기도 한다. 이렇게 생성된 종괴는 기존의 구조를 파괴하거나 변형시키는데 이러한 상태가 바로 암이다. 즉 세포분열을 억제하고 사멸을 유도하는 기능이 돌연변이에 의해 약화됨으로써 불필요한 세포분열이 계속 일어나는 것이다.

암세포는 정상 세포의 성질을 벗어나 무제한 증식하는 특성을 가지고 있다. 그리고 스스로의 생존을 위해 산소와 영양분을 공급하는 새로운 혈관, 즉 보급로를 만들고 점점 다른 장기에까지 자신의 세포를 퍼뜨린다. 그렇게 암은 최초의 발생 부위에만 머물러 있지 않고 혈액과 림프액을 타고 다른 부위로 옮겨가며 성장하는 것이다.

암의 발병을 판단하는 종양(腫瘍)은 신체조직의 자율적인 과잉 성장에 의해 비정상적으로 자라난 덩어리를 말하며, 양성종양(良性腫瘍)과 악성종양(惡性腫瘍)으로 구분된다. 양성종양은 비교적 성장 속도가 느리고 전이되지 않는 반면, 악성종양은 주위 조직에 침윤하면서 빠르게 성장하고 신체 각 부위

▶ 암의 종류

입술, 구강, 인두의 암	설암, 구강암, 상인두암
소화기의 암	식도암, 위암, 간암, 담관암, 담낭암, 췌장암, 대장암, 직장암
호흡기와 흉곽 내 장기의 암	후두암, 폐암
뼈와 근육의 암	골육종, 연부조직육종(소아)
피부의 암	피부암, 악성흑색종
중피성 및 연조직의 암	중피종, 복막암
유방의 암	유방암
여성 생식기의 암	자궁경부암, 자궁내막암, 난소암, 질암
남성 생식기의 암	음경암, 전립선암, 고환암
비뇨기의 암	신장암, 방광암
중추신경계와 눈의 암	망막이종, 뇌종양
내분비계의 암	갑상선암, 부신암
조혈, 림프 및 관련 조직의 암	백혈병, 호지킨병, 림프종, 다발성골수종, 골수이형성증후군

에 확산되거나 전이되어 생명을 위협한다. 따라서 악성종양을 암과 동일한 개념으로 생각할 수 있다.

암의 발생 요인은 크게 내적인 요인(정신적 요인)과 외적인 요인, 유전적 요인으로 나뉜다. 서울대병원에서 발표한 바에 따르면 잘못된 식생활(35%)이 암 발생의 가장 큰 요인이며 다음으로 흡연(30%), 태양광선(10%), 바이러스(7%), 직업적인 요인(4%), 음주(3%), 방사선(1%) 등에 의해 암이 발생한다고 알려져 있다.

암은 모발과 손톱을 제외한 우리 몸의 모든 장기에서 발생할 수 있다. 인체의 모든 부위에서 발생하는 암은 종류에 따라 암종, 육종, 혈액암(백혈병)을 포함해 250여 가지가 있으며 종류에 따라 치료 효과와 예후도 다르다. 구강, 갑상선, 식도, 위, 폐, 간, 유방, 췌장, 담낭, 대장, 직장, 자궁, 방광, 난소, 고환 등 신체의 내면을 덮고 있는 상피세포에서 발생하는 악성종양을 암종이라고 한다. 그리고 비상피세포인 근육, 신경, 연골, 뼈 등의 세포가 악성화한 것을 육종이라고 부른다. 육종에는 섬유근종, 연골육종, 골육종 등이 있다. 마지막으로 혈액암은 골수의 조혈세포(적혈구가 만들어지는 곳)에서 유래된 악성종양으로 백혈병과 림프종이 있다.

암이 생기는 원인

　먼저 암이 생기는 내적인 요인(정신적 요인)을 살펴보자. 우리 몸은 약 60조 개에 달하는 세포로 구성되어 있는데, 그중 인체에 해로운 영향을 미치고 각종 질병을 일으키는 악성 세포가 하루에 약 3천~1만 개 정도 발생된다고 한다.

　하지만 이 정도의 세포 수로는 병이나 암을 일으킬 수 없다. 정상적인 기능을 하는 세포에 비해 그 힘이 아주 미약하기 때문에 세포로서의 기능을 못하고 사멸되기 때문이다. 다행히도 우리 몸의 간과 폐, 신장은 신진대사 중에 생성된 독소와 호흡이나 음식을 통해 체내에 유입된 독소를 정화하여 걸러내는 기능을 가지고 있다. 대소변과 땀을 통해 인체에 해로운 물질을 체외로 내보내 혈액과 세포, 조직 기관들이 정상적인 기능을 할 수 있도록 끊임없이 활동하는 것이다.

　인체의 70%는 물로 이루어져 있다. 혈액과 세포, 조직 기관들 역시 거의 대부분 물로 구성되어 있다고 해도 과언이 아니다. 물은 인간을 비롯한 모든 생명체의 근원이자 우주의 근원으로서 순환하고 정화·해독하며 변화하는 성질을 갖고 있다. 또한 자연적인 상태에서는 항상 육각형 형태를 이루고 있는데, 바로 이때 순환과 정화·해독 작용이 자연스럽게 이루어진다. 따라서 인체 내의 수분이 항상 육각형을 유지한다면 병이나 암이 발생하기 어려워진다.

하지만 변화하는 성질을 지닌 물은 밝고 맑은 곳에서는 육각형을 유지하지만 어두운 곳에서는 모양이 일그러진다. 기분이 좋으면 얼굴이 밝아 보이고 분노나 근심 등으로 인해 기(氣)가 막히면 얼굴이 일그러져 보이는 것도 이 때문이다. 체내의 물이 변하면 혈액을 비롯하여 세포와 조직, 기관까지 변하게 된다.

'물 먹고 체하면 약도 없다'는 속담에는 '좋은 기분으로 맛있게 먹는 음식은 많이 먹어도 잘 소화시킬 수 있지만 기분이 상했을 때는 음식뿐 아니라 물을 먹고도 체한다'는 속뜻이 담겨 있다. 즉 정신적인 요인에 의해 체내의 물의 흐름이 막히는 것이다.

이처럼 물의 순환이 원활하지 않으면 체내에 독소가 발생하는데 이것들이 서서히 쌓이고 여기에 체외(호흡, 음식)로부터 들어온 암을 유발할 수 있는 독소까지 더해지면 정상 세포가 더 이상 살 수 없는 상태가 된다. 이렇게 되면 세포가 돌연변이를 일으키게 되는데, 이것이 바로 암세포다.

암이 발생하는 외적인 요인은 환경오염과 밀접한 연관이 있다. 현대인은 그 어느 때보다도 과학 문명과 의학의 비약적인 발전 속에서 살고 있다. 그럼에도 불구하고 현대인에게 공포와 불안을 안겨주는 새로운 질병들이 나날이 늘어가는 것처럼 보이는 것은 결코 우연이 아니다.

새집증후군, 알레르기성 비염, 알레르기성 피부염, 천식, 아토피성 피부염, 류마티스성 질환은 물론 암과 에이즈 등 생명에 직접적인 위협을 가하는 질병들 모두가 환경과 밀접한 연관을 가지고 있다.

날로 심각해지는 환경오염 속에서 현대인들에게 난치병이나 불치병은 더 이상 희귀 질환이 아니다. 이것은 나날이 증가하는 아토피성 피부염 및 알레르기성 비염 환자만 보아도 쉽게 알 수 있다. TV나 신문에서 접하는 대기오염, 수질오염, 식품의 오염 정도는 가히 충격적인 수준에 이르러 있다. 오죽하면 새집증후군으로 인해 아토피 증세가 심해진 아이 때문에 헌집을 찾아 이사 다니는 웃지 못할 일이 벌어지겠는가.

특히 암의 발병률은 최근 몇 년 사이 급격히 증가했고 앞으로도 더 높아져 네 명당 한 명꼴로 암 환자가 발생할 것이라 예측한 보고도 있다. 암을 비롯한 난치병과 불치병의 근본 원인은 아직 명확히 규명되지 않았지만 주된 요인은 환경오염이라는 주장이 가장 힘을 얻고 있다.

환경오염으로 인해 발생하는 이산화탄소, 질소, 아황산, 방부제, 색소, 화학물질, 발암물질, 중금속 등의 독소는 우리의 호흡이나 식품을 통해 인체에 들어오게 되는데 이것이 대소변이나 땀을 통해 배출되지 않고 서서히 체내에 쌓이면 혈액과 세포, 조직, 기관의 변화를 초래하게 된다. 이렇게 해서 면역 체계가 무너지면 돌연변이를 일으켜 암이 발병하는 것이다.

마지막으로 유전적 요인(체질적인 요인) 또한 무시할 수 없는 요소다. 주변에 보면 조부모나 부모가 특정 암이나 난치병으로 고생한 경우 그 후손에게도 같은 병이 생기는 경우를 많이 보았을 것이다. 이는 체질적으로 병에 취약한 장기를 똑같이 타고났다거나 성격, 식습관, 생활 습관이 비슷하기 때문일 것이다.

사상의학에 따르면 사람은 소양인, 소음인, 태양인, 태음인의 네 가지 체질로 나눌 수 있는데 각 체질에 따라 장부의 허와 실이 다르다. 또 체질이 비슷한 사람이라도 조상이 어떤 장기를 지녔는지에 따라 장부의 건강 상태가 달라진다. 따라서 장기가 약했던 조상이 있다면 그 장기가 약화되는 것을 방지하기 위해 성격과 음식 및 생활 습관을 개선하고 적절한 운동과 정신적인 안정을 유지하기 위해 노력해야 한다.

암을 치료하는
세 가지 원리

나의 오랜 임상 경험에 따르면 암의 치료 원리는 다음 세 가지로 나뉜다.

1. 독소 제거 (정화·해독 요법, Detoxify)
2. 기운 돋우기 (보양·영양 요법, Invigoration)
3. 암 다스리기 (해암, 解癌)

1. 독소 제거

먼저 암 치료의 첫 번째 원리인 해독에 대해서 알아보자. 몸 안에 쌓인 독을 풀기 위해서는 해독 기능이 있는 음식 섭취와 더불어 다양한 요법들을 함께 병행해야 한다. 오리, 마늘, 다슬기, 죽염, 유기농 채소, 발효 식품, 녹즙, 대파, 양파 등의 음식과 삼백초, 어성초, 꾸지뽕나무처럼 해독 정화의 효능을 갖고 있는 약초를 복용하면서 이와 함께 황토한증, 약재 훈증, 삼림욕, 자연명상, 단전호흡 등을 병행하면 효과를 높일 수 있다.

해독이란 대소변과 땀, 호흡을 통해 체내에 축적된 각종 유해 독소 및 암세포에서 분비되는 독성 물질을 정화시키고, 피를 맑게 하는 것을 의미한다. 따라서 암의 치료에서 가장 중요한 단계라 할 수 있다. 물론 해독 이후에 더 이상 체내로 독이 들어오지 않도록 관리하는 것도 중요하다.

체내에 쌓여 있던 독소가 정화된 뒤에는 그동안 독소로 인해 돌연변이를 일으켰던 세포들이 다시 건강해지고 기능이 정상화되면서 면역력을 회복하게 된다. 이처럼 자연치유력,

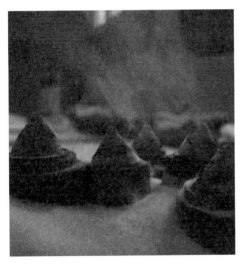

:: 해독 작용에 좋은 쑥뜸 치료.

즉 자연면역력이 살아나면 암에 대한 저항력이 생길 뿐만 아니라 다른 난치병들까지도 예방하고 치유할 수 있다.

우리의 몸이 건강할 때에는 몸에 독소가 들어오더라도 체내에서 방어하고 스스로 해독하는 능력을 가지고 있다. 예를 들어 상한 음식을 먹으면 독소가 발생하는데 이것이 몸 안에 오래 머물면 건강에 이상이 생기게 된다. 이럴 때 인체가 스스로를 유지하고 방어할 수 있을 만큼 건강한 상태라면 독을 빨리 배출하기 위한 방어기전을 일으켜 구토나 설사를 하도록 만든다.

외부에서 체내로 들어온 독소는 폐와 간, 신장에서 해독을 한 뒤에 한(汗, 땀), 토(吐, 구토), 하(下, 배변)의 방법을 이용하여 배출한다. 즉 체내에 쌓인 독소를 땀을 통해 피부 바깥으로 몰아내고, 대소변으로 배출하며, 구토를 통해 제거하는 것이다.

해독 기능이 있는 음식과 약재를 복용하고 한(汗, 땀), 토(吐, 구토), 하(下, 배변)를 활성화시켜 독소를 제거하는 이 요법은 외부의 독소뿐만 아니라 신진대사 과정에서 생겨나는 독소들까지 제거하는 효과를 가지고 있다. 이 두 가지 독소가 모두 정화되어야 암을 비롯한 각종 난치병을 예방할 수 있다.

간혹 환자들 가운데에는 몸 안의 독소를 없애겠다는 일념으로 검증되지도 않은 각종 요법들을 시도하는 사람들이 있다. 물론 답답하고 급한 마음은 이해하지만 암은 소화력이 떨어지고 체중과 체력이 급격히 줄어드는 질환이므로 이런 증세를 더욱 악화시키고 몸에 무리를 주는 단식과 같은 극단적인 방법은 피하도록 한다.

▶ **해독에 필요한 기본 요소**

1. 마음의 안정: 마음이 불안정하면 기(氣)의 흐름을 방해해 혈액순환 장애를 일으키고 체내에 독소를 발생시킨다.
2. 깨끗한 환경: 맑고 건강한 공기, 맛이 좋고 살아 있는 물, 살아 숨 쉬는 땅과 숲은 자연치유력을 회복시키는 효과가 있다.
3. 해독력과 면역력이 강한 자연 식품
4. 해독력이 강한 약, 약차, 침, 뜸
5. 단전호흡, 명상, 산책, 운동, 삼림욕, 황토한증

몸을 해독하는 방법은 여러 가지가 있지만 앞으로 설명할 세 가지 해독 정화 방법을 꼭 기억해두도록 하자.

우선 음식을 통해 해독하는 방법을 소개한다. 암을 치료하기 위해서는 무엇보다 체내에 쌓인 각종 독과, 암이 분비하는 독성 물질을 정화시키는 과정이 필수적이다. 다행히도 자연에는 해독 기능을 가진 식품들이 무수히 많이 있다. 해독 능력이 뛰어난 식품들을 어떻게 적절하게 섭취하느냐가 암 치료의 성패를 결정하는 열쇠이며, 암을 예방하는 지름길이기도 하다.

해독 기능이 뛰어난 대표적인 식품으로는 죽염, 마늘, 오리, 다슬기가 있다. 그 밖에도 해독 기능을 가진 음식들이 많이 있는데 이들의 공통적인 특징은 맛이 없다는 것이다. 즉 단맛, 짠맛, 쓴맛, 매운맛, 신맛이 없고 담백하다는 뜻이다.

맛이 담백한 음식들은 기본적으로 이뇨와 배설 작용이 뛰어나다는 것을 기억하자.

그 외 해독 기능을 지닌 식품으로 황태, 무, 쥐눈이콩, 녹두, 메밀, 오이, 양파, 파, 부추, 무, 배추, 미역, 다시마, 파래, 쑥, 민들레, 감자, 미나리, 된장, 청국장, 발효 식품, 유기농 채소, 생강, 대추, 감초 등이 있다.

두 번째로 약을 이용하는 방법이 있다. 한방 약재를 활용할 경우 유황오리, 마늘, 죽염, 다슬기, 대파, 꾸지뽕나무, 머루덩굴, 삼백초, 어성초, 목통, 차전자, 토복령, 금은화, 포공영 등이 쓰인다. 쑥뜸과 침, 황토한증, 약재훈증 등의 요법들도 병행해서 사용된다.

세 번째는 자연을 통해 해독하는 방법이다. 평소에 맑은 물과 깨끗한 공기를 마시고 가벼운 산책이나 운동, 삼림욕, 명상, 요가, 기공, 단전호흡, 원예요법, 향기요법 등을 실천하기를 권한다. 이와 같은 건강한 생활 습관은 체내에 쌓인 각종 유해 독소 및 암에서 분비되는 독성 물질을 정화시키고 피를 맑게 해준다.

▶ **체내에 쌓인 독을 없애려면?**

1. 비타민, 미네랄 등이 다량 함유된 신선한 녹황색 채소를 많이 먹는다. 자연 상태에서 병들지 않은 식품, 벌레 먹은 식품, 제철 식품이 좋다.
2. 천연 식이 유황을 함유한 음식을 많이 먹는다. 마늘, 양파, 파, 부추, 겨자, 무, 고추, 생강, 카레 등에 많이 들어 있다.
3. 버섯류, 해조류와 해산물을 즐겨 먹는다.

4. 등에 땀이 날 정도의 규칙적인 운동을 한다.

5. 충분한 물을 마신다.

6. 스트레스를 피하고 항상 즐거운 생활을 한다.

7. 충분한 휴식과 수면을 취한다.

8. 술, 담배, 과로 등 인체에 해로운 것을 삼간다.

2. 기운 돋우기

암 치료의 두 번째 원리는 기운 돋우기 요법, 즉 보양(補養)이다. 암에 걸리면 인체의 조직과 기관들이 기능을 상실하게 되므로 먼저 고갈된 체력을 개선시켜야 한다. 보양은 면역력과 저항력, 자연치유력을 높이고 기운을 돋우는 역할을 한다.

악성종양은 몸의 조직을 파괴할 뿐만 아니라 영양장애와 정상적 대사 기능을 어지럽혀서 몸의 저항력을 떨어뜨리고 치료를 어렵게 만든다. 따라서 암을 치료하는 환자에게 적절한 영양을 공급하는 것은 매우 중요한 일이다.

암은 체중과 체력을 급격하게 감소시키는 소모성 질환이다. 암 환자가 사망에 이르는 가장 큰 원인은 심리적인 요인과 더불어 영양 결핍이라는 점을 기억하자. 자기 몸 하나 유지할 수 있는 힘이 없다면 암을 이기는 것도 불가능하다.

앞서 말했듯이 암을 치료하겠다고 무조건적인 단식 등을 시도하는 것은 매우 위험한 행동이 될 수 있다. 이와 같은 과격한 방법을 쓰기보다는 영양 공급에 도움이 되는 적절한 식이요법을 행하는 것이 암을 이겨낼 수 있는 지름길이다. 평소에 몸을 보양할 수 있는 음식과 약재를 섭취하고 그 밖에 적절한 치료 요법들을 이용하여 면역력과 자생력을 기르는 것이 중요하다.

그렇다면 허약해진 우리 몸을 보양하기 위한 방법으로는 어떤 것이 있을까? 우선 곡류를 이용한 보양을 추천한다. 신은 인류에게 건강한 삶을 유지하고 질병을 치료하는 데 가장 필요한 곡류와 채소라는 큰 선물을 주셨다. 곡류의 생명력은 결코 농약과 비료로 얻어지는 것이 아니다.

살아 있는 물과 비옥한 토양, 생명력 가득한 햇빛, 건강한 바람 등 자연의 정기(精氣)를 듬뿍 머금고 있는 것이 바로 씨앗이다. 이 씨앗에는 자연의 영양이 가득 들어 있다. 현미, 보리, 밀, 쥐눈이콩, 완두콩, 메조, 조, 수수, 기장, 보리, 옥수수, 율무 등의 잡곡을 골고루 섞은 잡곡밥이 밥상의 기본이 되어야 한다. 백미는 살아 있는 영양소를 다 없애버린 '생명력 없는 죽은 쌀'이나 다름이 없다.

또 곡류와 같은 씨앗에는 단백질, 탄수화물, 지방뿐만 아니라 신진대사와 면역 활성에 중요한 비타민과 미네랄(마그네슘·아연·칼륨 등), 식이섬유, 엽록소, 아미노산 등이 풍부하여 그 자체로도 에너지를 공급하는 생명체라 할 수 있다.

좀 더 적극적인 방법을 쓰고 싶다면 보양 효과가 탁월한 음식을 섭취할 것을 권한다. 유황오리, 약오골계, 옻오리, 마늘, 자연산 장어, 전복, 추어탕, 붕어, 자라 등을 병세와 체질에 맞게 섭취하면 보양에 뛰어난 효과가 있다.

체질별로 적합한 보양 음식이 다른데, 우선 소양인에게는 전복처럼 성질이 서늘한 음식이 체질에 맞는다. 소음인은 붕어, 태음인은 추어탕 같은 따뜻한 음식으로 보양하는 것이 좋으며 태양인에게는 버섯과 같이 담백한 음식이 적당하다.

앞서 열거한 음식 외에 유황약오리, 경옥고, 불로단, 복분자, 상심자, 인삼, 황기, 하수오 등의 약을 이용해서 보양 효과를 높이기도 한다. 이와 같은 음식들을 섭취하면서 단전호흡, 명상, 산책, 삼림욕, 황토지압, 등산, 기공 등 자신에게 맞는 요법을 병행하면 더욱 효과적이다.

3. 암 다스리기

암 치료의 세 번째 원리는 암 다스리기, 즉 해암(解癌)이다. 한자로 '해(解)'는 '풀리다', '떨어지다'의 뜻을 가지고 있으므로 암을 풀어버린다, 혹은 암을 떨어뜨리는 것, 즉 암 치료라는 말로 이해하면 되겠다.

암세포는 기본적으로 화기(火氣, 和氣)를 싫어한다. 즉 몸이 따뜻하고 조화로우며 혈액순환이 원활히 이루어지면 살 수가 없는 것이다. 최근 심장에도 암이 발생한다는 보고가 있지만 심장의 암 발병 빈도는 다른 장기에 비해 매우 낮은 편인데, 전문가들은 그것이 심장에 열, 즉 화기가 많기 때문이라고 본다. 몸의 혈액순환이 중요한 이유도 여기에 있다.

암 환자의 체내에 쌓인 공해독과 암이 분비하는 독성 물질은 혈액 순환의 장애를 일으켜 충분한 산소와 영양분을 공급받지 못하게 한다. 이렇게 되면 혈액과 세포, 조직에 괴사가 일어나고 요산이나 이산화탄소 등 불필요한 물질이 생성된다. 이러한 신진대사의 장애는 암세포의 성장을 더욱 촉진시키는 악순환을 일으킨다. 암세포는 어둡고 차고 습하고 더러운 곳에서 생성되고 성장하기 때문이다.

따라서 암을 제대로 다스리려면 몸을 따뜻하게 해주는 음식과 약재를 섭취하면서 지압, 산책, 단전호흡, 명상 요법, 심신 이완 요법 등을 이용해서 신체의 각 장기에 충분한 영양을 공급하고 혈액순환을 촉진시켜야 한다. 혈액과 세포에 산소를 공급하면 암세포의 성장과 전이를 막을 수 있다.

> ▶ **해암에 효과적인 요소들**
> 1. 음식: 유황약오리, 마늘, 죽염, 다슬기, 유기농 항암 식이요법
> 2. 약재: 유근피, 금은화, 포공영, 겨우살이, 부처손, 항암약차, 항암단, 항암탕
> 3. 에너지: 침, 쑥뜸, 황토한증, 황토지압로, 솔잎 땀내기, 황토약한증
> 4. 심신요법: 단전호흡, 지압, 명상요법, 산책, 삼림욕, 최면, 요가, 기도, 웃음 치료

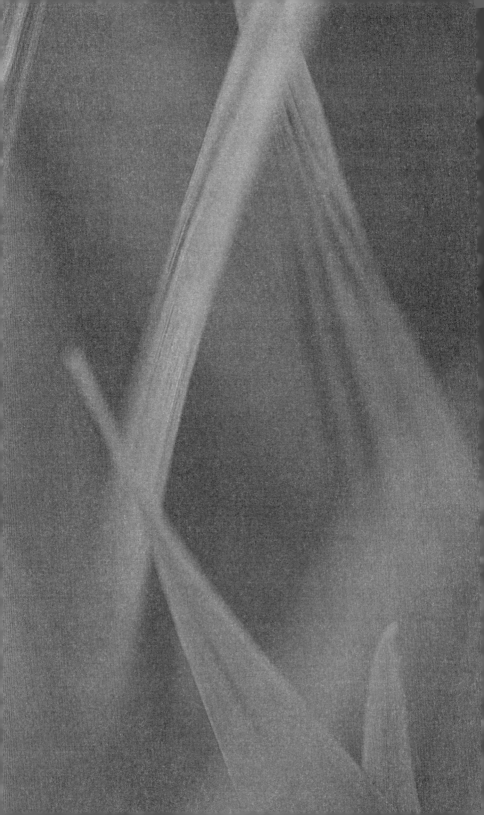

Chapter 02

암을 이기는 생활 습관

면역력이
곧 생명력이다

　최근 미국에서는 채식, 생식과 더불어 '면역 강화 식품'이 인기라고 한다. 면역 강화 식품이란 비타민과 노화 방지 성분을 첨가한 음식을 말한다. 로스앤젤레스의 경우 각종 면역 강화 음식을 취급하는 레스토랑이 늘어나고 있으며, 땅콩 드레싱을 얹은 케일 샐러드나 면역 강화 햄버거와 같은 음식들이 인기를 끌고 있는 추세다. 많은 사람들이 건강을 위해 면역력이 중요하다는 것을 인식하게 되었기 때문일 것이다.

　앞서 암 환자의 사망 원인 가운데 높은 비중을 차지하는 것이 급격히 저하된 면역력 때문이라는 것을 밝힌 바 있다. 초기 암은 별다른 증세를 보이지 않지만 시간이 흐를수록 체력과 체중을 무서운 속도로 감소시킨다. 그에 따라 심신이 약해지고 면역력이 떨어지면 암을 이길 수 없기 때문에 체력과 체중을 꾸준히 유지하는 것이 암 치료의 관건이다. 아무리 암 치료에 탁월한 약이 있어도 그 약을 소화시키는 능력이 없으면 소용이 없기 때문이다. 이처럼 우리 몸에서 면역력은 굉장히 중요한 요소다.

일반적으로 면역력은 30세 이후부터 감소하기 시작해서 40세가 넘으면 급격히 감소한다. 그 후 50대에 이르면 면역력이 더욱 약해져 암에 걸리기 쉬운 몸 상태가 된다. 건강한 사람도 매일 암세포가 생겼다가 없어지기를 반복하지만 림프구 수가 많은 정상적인 상태에서는 초기에 사라진다. 그러나 고령으로 인해 면역력이 떨어진 사람, 또는 장시간 과로나 스트레스에 노출된 사람들은 암세포가 사라지지 않고 쌓이게 되는 것이다.

우리 몸에는 두 가지 면역계가 있다. 하나는 눈물샘, 편도, 장관 등에서 세포에 이상이 있는지 변화를 감시하는 오래된 면역계이고 또 하나는 가슴샘, 림프절, 비장 등에서 외부 항원에 대항하는 새로운 면역계이다. 젊을 때는 새로운 면역계가, 나이가 들면 오래된 면역계가 주로 활동한다.

몸을 부지런히 움직이고 자주 웃으면서 밝고 명랑하게 생활하면 나이가 들어도 림프구 비율이 떨어지지 않아 면역력을 유지할 수 있다. 질병을 일으키는 수많은 병원체가 공기 중에 떠다니고 수많은 암세포가 하루에도 몇 번씩 인체를 위협하고 있지만 몸은 '면역'이라는 방어 시스템을 갖추고 있기 때문에 각종 암세포와 병원균을 물리치는 것이다.

면역 기능을 하는 자율신경으로는 교감신경과 부교감신경

이 있다. 우리 몸이 활발히 움직이고 있을 때는 교감신경이, 휴식이나 수면 중 긴장이 풀렸을 때는 부교감신경이 활발히 활동한다. 이 두 신경은 서로 균형을 유지하는데, 스트레스를 받으면 균형이 깨지고 심신에 문제가 생긴다. 그로 인해 면역력이 저하되면 감기, 폐렴, 기관지염, 담낭염, 방광염 등에 걸릴 가능성이 높고 천식과 아토피 등의 알레르기 질환과 궤양성대장염, 류머티즘, 암 발생률이 높아진다.

그렇다면 면역력을 높이려면 어떻게 해야 할까? 무엇보다 규칙적이고 가벼운 운동을 추천한다. 적당한 운동은 면역세포와 림프액의 흐름을 활발하게 만들어 혈액순환 기능을 강화하고, 병원균의 침입을 막음으로써 신체를 보호하는 백혈구 수를 증가시킨다.

산소 공급 또한 좋은 방법이다. 혈액순환에는 특히 유산소 운동이 좋은데, 심장박동수를 늘림으로써 혈액의 흐름을 빠르게 돕기 때문이다. 또한 찬 공기는 더운 공기에 비해 산소 호흡을 충분히 할 수 있도록 돕기 때문에 계절에 상관없이 평소 창문을 열어두고 생활하는 습관을 들이면 좋다.

인체에 산소를 충분히 공급하기 위해 가장 좋은 방법은 숲에서 운동하는 것이다. 음이온이 많은 숲에서 운동을 하면 스트레스 호르몬이 줄어들고, 편안하고 안정된 느낌을 주는 세로토닌 분비량이 늘어난다. 게다가 숲에는 면역력을 증강시키기 위한 햇빛도 풍부하다. 햇빛은 비타민D를 합성할 뿐 아니라 비정상적인 세포를 소멸시키므로 면역력 증강에 필수적인 요소다.

적정한 체온(36.89±0.34도)을 유지하는 것도 중요하다. 체온이 떨어지면 신진대사가 나빠지기 때문이다. 연구에 따르면 체온이 1도 떨어질 때마다 대사가 약 12%가량 줄어든다고 한다. 신진대사가 나빠지면 세포와 조직의 기능이 떨어져 위장과 간, 폐, 뇌 등의 장기 기능이 저하되고 병에 걸리기 쉬워진다.

해독의 중요성은 앞서 여러 번 강조했는데 가장 간편하고 간단한 최고의 해독제는 물이라고 할 수 있다. 하루에 물을 최소 열 잔 이상 마시는 것이 좋으며, 특히 아침에 일어나 공복에 마시는 물 한두 잔은 보약이라 할 만큼 이롭다. 또한 매끼 식사 한 시간 전후와 운동 전후, 목욕 전후에 물을 마시는 습관을 들이면 몸의 정화 작용을 상승시킨다.

한편 면역력 강화에 빠질 수 없는 것이 목욕이다. 목욕을 해서 체온이 1도 오르면 면역력은 37%나 높아진다고 한다. 목욕의 종류에는 반신욕, 냉온욕, 족욕(足浴)이 있다. 특히 반신욕은 38~39℃의 물에 하반신을 담그고 20분 정도, 즉 이마에 땀이 날 정도로 하면 되는데, 배꼽 아래 하체에서 데워진 혈액이 체온을 끌어올려 혈관을 확장시키고 혈액순환을 원활하게 만드는 효과가 있다. 또한 몸의 냉기를 제거하고 땀으로 독소를 제거하는 데에도 효과적이다.

그렇다면 음식물을 통해서 면역력을 강화시키는 방법은 없을까? 물론 있다. 면역력을 강화시키는 식품으로는 현미 잡곡밥과 콩, 청국장, 견과류, 채소, 해조류, 버섯류, 과일 등이 있다. 특히 버섯은 면역 증강에 크게 도움이 된다. 면역력 증강에 필요한 아미노산은 혈액 세포와 주요 장기 세포를 만드는 기능을 하는데, 이 성분은 고기류나 달걀류에 많이 함유되어 있다.

한 가지 유의할 점은 농약을 친 채소나 과일, 항생제나 성장촉진제가 든 육류의 섭취를 금해야 한다는 것이다. 시중에서 판매되는 농산물 대부분이 수입산이거나 장시간 썩지 않게 만드는 방부제가 함유되어 있다. 또한 생선에도 중금속이나 다이옥신과 같은 발암물질이 다량 함유되어 있으므로 주의해야 한다.

특히 가공식품에는 식품첨가물과 화학 물질이 다량 들어 있으므로 가능하면 우리 땅에서 기른 유기농 채소를 먹고 육류나 생선은 자주 안 먹는 것이 좋다. 농약이 덜 함유된 채소나 과일, 항생제가 적은 육류와 국산 농산물을 섭취하고 방부제가 든 식품을 피한다면 면역력을 유지하는 데 크게 도움이 될 것이다.

힘의 원천은 단전

배에 힘이 없으면 허릿심도 없게 마련이다. 허리를 굳건하게 받치고 있는 힘의 원천은 바로 아랫배인 단전이기 때문이다. 배의 힘이 약하면 허리 통증도 잦아지고 기운이 떨어지며 허리가 구부정해진다. 뿐만 아니라 마음 상태도 나약해지기 쉬우므로 일을 추진할 때 소극적이고 배타적인 성향을 갖게 된다.

이를 보완하기 위해 가장 효과적인 것이 바로 단전호흡이다. 단전호흡을 하면 몸이 가벼워지고 소화가 잘되며 수면의 질을 높일 수 있다. 또한 전반적인 건강 상태가 좋아지는데 특히 비만이나 고혈압, 당뇨병, 심장병, 지방간 등을 유발하는 생활 습관의 예방과 치료에도 효과적이다.

단전호흡은 암에서 해방되는 데에도 크게 도움이 될 수 있는 심신수련법이기 때문에 암 환자에게 필수적으로 권하고 싶다. 단전으로 호흡하고 명상하면서 마음속에 깃들어 있는 불안과 공포, 그릇된 욕망과 근심, 분노 등의 어두운 감정을 몰아내 보자.

현대의학에서도 질병의 가장 근본적인 원인은 스트레스라는 점을 지적하고 있다. 단전호흡과 명상을 통해 가슴속에 꽁꽁 묻어두었던 어두운 기운을 몰아내는 것이 바로 스트레스를 근본적으로 해소하는 길이며 암으로부터 해방될 수 있는 지름길이라는 것을 명심하라.

▶ **단전호흡의 효과를 증대시키는 마음 자세**

1. 정심(正心): 바른 마음을 가진다
2. 정시(正視): 모든 사물을 바르게 바라본다
3. 정각(正覺): 올바르게 깨닫는다
4. 정도(正道): 바른 길을 행한다
5. 정행(正行): 바른 행동을 한다

이러한 마음가짐으로 호흡을 해야 완벽한 조식(調息)이 이루어지는데, 여기서 조식이란 호흡이 끊어지지 않고 들숨과 날숨이 일정한 것을 말한다. 마음이 불안하고 조급하다든지 화가 나 있으면 호흡이 거칠어지게 마련이다.

행동이 민첩한 동물은 대체로 오래 살지 못하는데 이는 빠른 행동으로 인해 호흡까지 빨라져서 심장에 무리가 가고, 장기 기능도 빨리 노화되기 때문이다. 인간도 이와 다르지 않다. 천천히 그리고 부드럽게 호흡하면 자연이 인간에게 내려준 120세의 수명을 질병 없이 건강하게 누릴 수 있다.

단전호흡의 효능은 각종 실험을 통해 과학적으로 속속 증명되고 있다. 부산대의 한 연구팀은 단전호흡이 분당 심장박동수를 11.7회 떨어뜨리고 혈압을 7.4~8.5mmHg 저하시킨다고 보고했다. 또 연세대 연구팀에서도 단전호흡이 60세 이상 노인의 혈압과 콜레스테롤을 떨어뜨렸다고 밝혔으며 이화여대 연구팀은 단전호흡이 여성의 생리통과 부종, 안면홍조 등 자율신경계 이상을 개선시킨다는 연구 결과를 내놓았다. 기타 대학에서도 비슷한 연구 결과들이 발표되었다.

단전호흡을 꾸준히 실천하다 보면 신체의 각 부분이 고르게 발달할 뿐만 아니라 마음이 안정되고 머리가 맑아지며 건강한 정신을 갖게 된다. 또 신진대사가 촉진되고 기력이 증강되며 체질도 개선된다. 그 밖에도 복부에 힘이 들어가고 정력이 넘치며 자신감이 높아지기 때문에 사고방식도 긍정적으로 변화하는 효과가 있다.

명상을 생활화하라

명상은 일상 속에서 흐트러지고 병든 몸과 마음을 본래의 깨끗한 상태로 회복시키며, 생명력과 자연치유력을 키워 심신의 조화에 도움을 준다. 또한 집중력 강화와 심리적 안정에도 효과적인 명상은 고혈압, 불안, 두통, 통증, 불면증, 알코올 및 약물중독, 중풍, 간질환, 만성 신경통, 우울증, 암 등 각종 질병의 예방과 치료에 효과적이다.

특히 숲에서 명상을 하면 피톤치드^{phytoncide}(나무에서 방산放散되어 주위의 미생물 따위를 죽이는 작용을 하는 물질로서 삼림욕 효용의 근원이다)와 음이온이 풍부한 맑은 공기 덕분에 마음의 안정을 쉽게 찾을 수 있다.

자연에는 우리 인체의 자연치유력과 면역력을 높여주는 것들이 많이 있다. 암으로 고통받는 환자라면 명상, 특히 자연명상을 적극 권장한다.

1967년, 미국 하버드 의대 교수이자 대표적인 명상 연구가인 허버트 벤슨은 명상에 빠졌을 때 인체가 어떻게 변화하는지를 증명해 냈다. 연구 결과에 따르면 명상 상태에서 인체의 산소 소비량은 17% 감소하고 심장박동수가 1분에 3회까지 떨어지며 수면 직전 증가하는 뇌의 세타파가 급증해서 마치 잠자는 것과 같은 상태에 빠진다고 한다.

또한 명상 상태에서 뇌파를 검사한 결과 스트레스 호르몬인 코티졸이 줄어들고 불안과 우울증이 완화되었으며 맥박과 콜레스테롤 수치도 감소했다. 에이즈나 암 등의 만성 통증이 줄어들었으며 약물중독의 완화 효과도 있었다.

허버트 벤슨은 명상이 뇌의 전두엽과 두정엽의 활동을 억제시키기 때문에 이러한 결과가 나오는 것이라고 밝혔다. 다양한 연구를 통해 명상의 효과가 속속 밝혀지고 있는 오늘날,

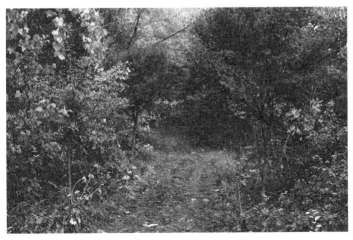

:: 피톤치드와 음이온이 풍부한 산책길.

많은 의사들이 환자의 치료와 질병예방에 명상을 이용하고 있는 것은 이제 놀라운 사실이 아니다.

▶ **명상의 효과**

1. 호르몬 분비 조절, 몸의 전반적 기능 향상
2. 고혈압, 당뇨, 중풍, 간 질환 등 성인병 예방
3. 척추 교정, 손상된 신경 치유
4. 몸의 불균형 해소, 다이어트에 효과적
5. 눈빛이 살아나고 혈색 개선
6. 노화로 인한 치매 예방
7. 불면증, 두통, 우울증, 노이로제 등 심인성 질환 해소
8. 뇌파가 안정되어 성격이 차분해짐
9. 심신이 맑아져 금연과 금주에 효과적
10. 타인의 감정에 대한 이해력, 즉 공감 능력이 높아져 대인관계 개선
11. 감정 조절 능력의 발달로 조화로운 리더십 향상
12. 머리가 맑아지고 집중력과 기억력 증가
13. 뇌파가 알파 파장 대역에 이르면서 창조력 극대화
14. 삶의 참된 의미를 자각하고 인생의 지향점 정립

명상의 효과는 몸과 마음의 모든 분야에 걸쳐서 건강하고 조화롭게 나타나지만 많은 사람들이 명상이 좋다는 것을 알면서도 올바른 방법을 모르는 경우가 많은 것 같다. 생활 속에서 실천하기 쉬운 간단한 명상법을 소개하겠다.

먼저 조용한 장소를 골라 허리를 펴고 편안하게 앉아서 입

을 다물고 혓바닥을 입천장에 붙인 다음 눈을 감는다. 이때 손 모양은 계란을 가볍게 쥔 듯 하고 손등을 무릎 위에 올린 다. 이 상태에서 들숨과 날숨에 집중한다. 처음 시작하는 사람은 10~15분 정도가 적당하며 조용한 시간에 공복 상태에서 명상 음악을 들으면서 하면 더 효과적이다.

명상과 비슷한 효과를 내는 최면 또한 면역력 증강에 도움을 준다. 여러 연구 결과에 따르면 최면은 몸과 마음을 이완시키므로 우울증과 불안장애, 두통, 스트레스, 금연, 다이어트 등에 좋다고 한다. 나아가 암 환자의 고통도 덜어준다.

미국 버팔로 대학의 한 연구 팀은 유방암이 전이된 여성 124명을 두 그룹으로 나눠 한쪽 그룹에만 1년간 최면 치료를 받게 하는 실험을 했다. 그 결과 최면 치료를 받은 그룹은 다른 그룹에 비해 통증 정도가 상당히 감소했다는 결과가 나왔다고 한다.

대부분의 환자들은 암이라는 판정을 받는 순간부터 죽음에 대한 공포에 사로잡혀 절망감에 빠지게 된다. 그로 인해 식욕과 기력이 떨어져 안 그래도 힘든 몸에 정신적 고통까지 가중시킨다.

이런 시기에 최면요법을 적절히 활용하면 정신적 안정을 유지하는 데 상당히 도움이 되며 수면장애 및 통증의 완화 효과도 기대할 수 있다. 최면요법으로 심신이 안정되면 성격과 행동도 좀 더 편안하게 달라지고 스트레스 해소에도 도움이 된다.

산책과 운동으로
생명 에너지를 얻어라

세계적인 장수촌들을 살펴보면 공통적으로 청년층과 노년층 가릴 것 없이 열심히 일하고 과욕을 부리지 않으며 무공해 식품과 맑은 물, 맑은 공기를 섭취한다는 것을 관찰할 수 있다.

이런 것들이 무병장수의 비결이라고 할 수 있는데 여기서 빼놓을 수 없는 것이 몸의 움직임이다. 산책과 같은 규칙적인 운동은 심장 질환을 예방하고 뇌졸중의 위험을 감소시키며 콜레스테롤 수치를 낮추고 혈압을 조절한다. 또한 당뇨가 발병할 위험을 줄이고 체중 감소 및 유지, 골다공증 예방, 스트레스 감소 등에 효과가 있다.

실제로 몸을 자주 움직이는 습관을 가진 사람은 그렇지 않은 사람에 비해 유방암과 대장암의 발생 위험이 낮다고 알려져 있다. 적당한 운동은 에너지와 호르몬 대사를 개선시키고 인슐린을 조절함과 동시에 배변을 촉진시켜 암을 유발하는 물질이 체내에 머무는 시간을 줄이기 때문이다.

특히 암 환자들은 소화력과 몸의 기력이 갈수록 떨어지기 때문에 쉽사리 피로를 느껴 방 안에서 쉬려고만 하는 경향이 있다. 이런 경우, 일부 환자를 제외하고는 모두 적절한 활동을 통해 몸의 균형을 유지해야 건강 회복에 도움이 된다.

암 환자라고 해도 체질이 모두 다르므로 자신의 몸에 맞게 산책이나 경보, 달리기, 등산, 단전호흡, 발 안마, 근력 운동 가운데 적당한 방법을 선택해서 꾸준하게 실천하는 것이 좋다. 물론 병이 없는 사람도 예방 차원에서 운동을 소홀히 하지 말아야 한다.

암을 예방하는 효과적인 운동요법 가운데 하나가 체내에 풍부한 산소를 공급해주는 것이다. 몸속에 산소를 풍부하게 공급하다 보면 에너지대사가 정상적으로 원활하게 작용하기 때문에 암세포에 저항하는 힘이 강해진다. 물론 암 환자에게는 땀을 뻘뻘 흘릴 정도의 과도한 운동보다는 맨손체조나 등산 등 가벼운 운동이 좋다. 그중에서도 산책은 특별히 권장할 만한 좋은 운동이다.

신체 움직임이 부족하면 소화가 안 되고 매사에 의욕이 없어지며 마음이 소심해지고 근력도 떨어진다. 반대로 몸을 바삐 움직이면 식욕과 기운이 상승하게 된다. 몸의 에너지는 부지런히 소비하면 할수록 더욱 강해지는 것이다. 따라서 평소 꾸준한 운동을 통해 몸을 단련하고 식욕과 기력이 유지되도록 노력해야 한다.

산책은 생활 속의 스트레스와 지친 심신의 피로를 풀고 생기를 되찾는 운동이다. 높고 맑은 하늘을 보며 자연의 청량함 속에서 맑은 산소를 마시며 걷다 보면, 몸과 마음이 자연에 동화되는 느낌을 받게 된다. 그런 의미에서 산책은 '자연과 나의 대화의 장'이라고 할 수 있다. 산책을 하며 몸을 둘러싼 자연과 친구처럼 이야기를 나눠보라. 불안과 공포, 슬픔이 서서히 씻겨 내려가고 심신이 한결 편안하고 건강해짐을 느끼게 될 것이다.

▶ 운동의 효과와 주의 사항

1. 유산소운동: 에어로빅, 걷기, 조깅, 자전거 타기, 수영, 미용체조 등이 있다. 심장혈관의 기능과 호흡 기능을 향상시켜준다. 이러한 효과를 얻기 위해서는 일주일에 3회, 최소 20분씩 운동하는 것이 좋다.

2. 스트레칭: 유연성을 높여준다.

3. 생활 속에서의 운동: 계단 이용하기 등으로 육체 활동을 활발히 하면 선진국의 주요 사망 원인인 관상동맥(冠狀動脈, 심장동맥) 질환의 발병률이 낮아진다.

4. 규칙적인 운동: 성인 발병률이 높은 제2형 당뇨병을 억제하고 고혈압을 낮추는 데 효과적이다.

5. 운동을 중단하면 그 효과는 수개월 이상 지속되지 않는다.

6. 신체 단련을 위한 바람직한 운동량은 나이, 체격, 건강, 성별 등에 따라 개인차가 있다.

7. 지나친 운동은 관절의 손상을 초래해 노년기의 관절염을 유발하는 경우가 있다. 대개는 운동선수 등 특정 유형들에게 해당된다.

8. 지나친 운동은 오히려 몸에 해롭다.

9. 의사와 상의해야 하는 경우: 비만이거나 중년을 넘긴 나이, 심장병을 앓고 있는 사람은 어떤 운동이든 시작하기 전에 의사와 상의해야 한다.

노화와 질병의 씨앗,
활성산소

우리가 호흡을 하면 몸속에 들어온 산소가 에너지를 만들고 물로 환원되는데 그 과정에서 수천 배의 산화력을 지닌 산소 찌꺼기가 발생하게 된다. 이것이 흔히 '노화의 주범'이라 불리는 활성산소다.

활성산소란 아주 강력한 산화 작용을 하는 산소를 말한다. 이것은 우리 몸에 들어온 세균이나 이물질을 격퇴시키는 이로운 역할도 하지만, 체내에 오래 쌓여 있을 경우 건강에 치명적인 적이 되기도 한다.

과다한 자외선과 음주, 흡연, 환경오염 등은 불안정한 상태로 변이된 활성산소를 오랜 시간에 걸쳐 몸속에 축적되게 만든다. 이것이 체내에 5%이상 쌓이면 세포 손상을 일으켜 세포를 파괴하고 기능장애를 일으키며 만성질환의 원인이 된다. 또한 노화를 유발하고 암을 발생시켜 죽음에 이르도록 만들기도 한다.

활성산소를 제거하기 위해서는 걷기 등의 유산소운동을 꾸준히 하거나 스트레스를 해소하는 명상과 단전호흡을 생활화하는 것이 좋다. 또한 녹황색 채소와 말린 자두에 많이 들어 있는 베타카로틴을 섭취하는 것도 유용하다.

그 가운데에서도 가장 효과가 뛰어난 것은 명상요법인데, 그 이유는 외부 환경에 의해 발생하는 활성산소보다 스트레스 등 정신적인 문제로 발생하는 활성산소의 비중이 훨씬 크기 때문이다. 연구에 따르면 활성산소가 생기는 주된 원인은 환경오염과 스트레스, 과식, 격렬한 운동에 있다고 한다.

사실 활성산소는 우리가 숨을 쉬면서 살고 있는 대가로 어쩔 수 없이 생겨나는 것이다. 그러나 호흡을 통해 생겨나는 유해산소 외에 방사선이나 농약, 제초제, 살충제, 질소산화물, 식품첨가제, 다이옥신 등에서 발생하는 위험한 활성산소는 생활 습관을 개선함으로써 어느 정도 막을 수 있다.

활성산소를 일으키는 주요 원인으로는 첫째, 전자파가 있다. 장시간 전자파에 노출될 경우 활성산소를 다량 유발하게 되므로 가능한 한 멀리 떨어져서 이용하는 것이 바람직하다.

둘째, 음주를 하면 간이 알코올을 분해할 때 몸속에 다량의 활성산소가 발생한다. 음주와 동시에 흡연을 하면 그 양은 더욱 심각하게 늘어난다.

셋째, 과식은 활성산소의 생성을 촉진한다. 소식이야말로 장수의 지름길임을 잊지 말자.

넷째, 스트레스를 많이 받으면 교감신경이 흥분되어 노르아드레날린 계통의 호르몬이 분비된다. 자동차에 비유하면 시동을 걸어놓고 가속페달만 계속 밟고 있는 상태와 같다.

다섯째, 과격한 운동 역시 활성산소를 유발하는 요인이다. 약간 숨이 차고 땀이 촉촉하게 배어날 정도의 운동이 적절하다.

여섯째, 장시간 자외선을 쪼이면 활성산소가 콜라겐 섬유를 파괴해 잔주름과 피부 늘어짐 현상을 유발한다. 또한 피부를 손상시켜 기미, 주근깨 등의 피부 질환과 피부암까지 유발하는 경우도 있다.

일곱째, 자동차 배기가스를 비롯한 모든 공해 물질은 활성산소를 유발한다.

▶ 활성산소를 제거하는 습관

1. 자외선을 차단한다: 피부 노화의 주범인 자외선은 피부조직의 활성산소 생성을 촉진하여 노화 현상을 앞당긴다.

2. 차를 규칙적으로 마신다: 차에는 활성산소를 막는 항산화제가 풍부하게 함유되어 있다.

3. 스트레스를 피한다: 몸속 활성산소를 만드는 주요 원인은 스트레스. 항상 긍정적인 생각을 갖는 것이 노화 예방에 도움이 된다.

4. 신선한 채소와 과일을 섭취한다: 채소와 과일은 최고의 항산화제! 비타민A, C, E와 셀레늄 등이 풍부하므로 평소 충분히 섭취하라.

5. 혈액순환 관리에 신경 쓴다: 혈액순환이 원활하지 않으면 노폐물이 쉽게 쌓여 활성산소가 늘어난다. 평소 적당한 운동과 스트레칭, 마사지를 통해 혈액순환을 돕자.

6. 음주 및 흡연을 삼간다: 담배 연기나 공해, 환경호르몬 등은 활성산소를 유발하는 주요 물질이다. 무절제한 생활 습관을 고쳐 몸을 방어하자.

▶ 활성산소를 제거하는 음식

항산화제는 체내에서 발생하는 각종 효소 및 체외로부터 흡수해야 하는 영양 물질들로서 몸속 활성산소를 제거하는 역할을 하며 피부의 탄력과 재생을 돕는다.

1. 비타민A(베타카로틴): 당근이나 고추 등에 많은 성분으로 빛, 산, 열에 약해 피부에 침투시킬 때는 유도체를 사용하는데, 이것을 레티놀이라 한다.

2. 비타민C: 오렌지, 토마토, 시금치 등의 녹황색 채소에 많은 성분으로 피부 콜라겐 생성에 유용해 충분히 섭취하면 피부 탄력 유지에 도움이 된다.

3. 비타민E(토코페롤): 건과류, 뱀장어, 달걀에 많이 들어 있으며 세포막에 관련된 성분이다.

4. SOD(super Oxide Dismutase): 간에서 만들어지는 효소로 연령이 증가함에 따라 줄어들므로 외부로부터 섭취해야 하는 성분이다. 콩, 율무, 녹즙 등에 많이 들어 있다.

웃음은
만병의 특효약이다

여자가 남자보다 수명이 긴 이유는 자주 웃기 때문이라는 얘기가 있다. 실제로 얼굴이 굳어 있거나 깊은 고민에 빠져 있는 사람들은 대개 수명이 짧은 편이다. 웃음은 동서양을 막론하고 건강과 장수의 묘약인 것 같다.

한 조사에 따르면 제아무리 뛰어난 명의라고 해도 고칠 수 있는 병은 전체의 약 20%에 지나지 않는다고 한다. 결국 의사만 믿지 말고 자기 스스로 병을 고친다는 마음가짐을 지녀야 한다는 얘기다.

웃음은 스트레스를 진정시키고 혈압을 떨어뜨리며 혈액순환을 개선시킨다. 우리 몸에는 교감신경과 부교감신경이라는 두 가지 자율신경이 있다. 놀라고 불안하고 초조한 감정은 교감신경을 예민하게 만들며 웃음은 부교감신경을 자극해 마음을 편안하게 만들어준다.

박장대소를 터뜨리며 웃으면 650여 개의 몸 근육과 80여 개의 얼굴 근육 그리고 206개 정도의 뼈가 움직이며 오장육 부가 다 움직인다고 한다. 단 15초만 웃어도 12kcal가 소모 되고 윗몸일으키기를 스물다섯번 한 효과가 있다고 하니 정 말 대단한 효과가 아닐 수 없다.

뿐만 아니라 뇌 속의 알파파가 증가해 기억력이 높아지고 산소 공급이 두 배로 증가하여 혈액순환이 잘되며 혈류량이 두세 배 증가해 각종 무서운 성인병을 예방해준다.

굳이 '웃음 치료'라는 거창한 표현을 쓰지 않더라도 웃음 은 면역력 증강에 커다란 도움이 되기 때문에 암 환자들에게 는 더할 나위 없이 좋다. 각종 통증을 감소시키는 엔도르핀과 같은 호르몬을 왕성하게 분비시킨다고 하니, 암 예방과 치료 에 웃음만큼 좋은 특효약이 또 있을까 싶다.

〈활짝 웃는 웃음의 효과〉

- 뇌하수체에서 엔도르핀이나 엔케팔린 같은 자연진통제가 생 성된다.
- 부신에서 신경통과 같은 염증을 낮게 하는 신비한 화학물질 이 나온다.
- 동맥이 이완되어 혈압이 낮아진다.
- 신체 모든 기관의 긴장을 완화시킨다.
- 혈액 내의 코티졸 양을 줄여준다.
- 스트레스와 분노, 긴장을 완화시켜 심장마비를 예방한다.

- 심장박동수를 높여 혈액순환을 돕는다.
- 뇌졸중의 원인이 되는 순환계 질환을 예방한다.
- 3~4분간의 웃음은 맥박을 두 배로 증가시키고 혈액에 더 많은 산소를 공급한다.
- 가슴과 위장, 어깨 주위의 상체 근육이 운동을 한 것과 같은 효과를 얻는다.
- NK세포(자연살해세포)를 활성화시켜 면역 기능이 강화된다.

목욕으로 몸속의
독소를 빼내라

사람들은 흔히 깨끗하게 목욕한 뒤에 "아, 개운하다"하고 말한다. 정확한 뜻을 모르고 습관적으로 사용하는 경우가 많지만 개운(開運)은 말 그대로 '운이 열린다'는 뜻이다. 그런데 이 말이 정말 맞는 것 같다.

목욕을 하면 물속에 들어 있는 산소와 각종 미네랄이 피부에 흡수되고 인체에 쌓여 있던 노폐물이 땀으로 배출된다. 따라서 암 환자는 목욕으로 체내 독소를 배출하는 것이 좋다. 목욕 중에는 수축되어 있던 혈관이 열리면서 혈액순환이 잘 이루어진다. 목욕 직후에는 몸의 색이 발그레해지면서 혈액순환이 눈에 띄게 잘되는 것을 확인할 수 있다. 말초 모세혈관까지 활발히 운동하기 때문이다.

혈류량이 증가하면 인체에 산소와 영양분이 잘 공급되고 이산화탄소와 노폐물의 배출을 촉진시켜 피부를 청결하고 투명하게 만든다. 특히 반신욕을 하면 체온이 오르며 땀이 흐르는 과정에서 혈관이 확장되고 말초혈관의 탄력성이 증가해 혈액순환이 좋아진다.

간단한 샤워보다는 전신 목욕과 반신욕을 할 때 백혈구 안의 림프구와 과립구가 균형을 잘 이룬다. 백혈구는 우리 몸에 침입한 이물질을 잡아먹는 작용을 하는 것으로 건강한 사람은 백혈구 가운데 림프구가 약 35~41%, 과립구가 50~60%를 차지한다. 따라서 샤워만 하기보다는 자기 체온보다 4℃가량 높은 물로 목욕하는 습관을 들여보자. 면역력을 높이고 수명을 연장시키는 매우 간단하고도 효과적인 건강법이다.

목욕물은 체온보다 약간 높은 37~38℃ 정도의 따뜻한 물이 좋다. 너무 뜨거운 물(42℃ 이상)에서는 오히려 교감신경이 자극받아 말초혈관이 수축하고 혈압이 상승하며 심장박동수가 증가한다.

미네랄이 풍부한 온천욕은 건강에 매우 유익하지만 그렇다고 해서 하루에 너무 많이 하는 것은 좋지 않다. 온천욕의 효과는 보통 2~3일간 지속되며 한 달에 한 번 정도가 알맞다.

한편 전신욕은 불면증 완화에도 도움이 된다. 목욕하는 동안 긴장이 풀어지면서 체온이 1~2℃ 정도 떨어져 수면 시의 체온에 가까워지기 때문이다. 목욕물의 적정 온도는 계절에 따라 다른데 여름에는 38℃, 겨울에는 42℃, 봄가을에는 40℃ 정도가 좋다.

사람에 따라 몸에 맞는 목욕법이 따로 있다

이처럼 목욕은 건강에 더할 나위 없이 좋은 것이지만 몇 가지 주의할 사항이 있다. 우선 전신욕은 맥박이 지속적으로 빨라지고 혈압이 상승하여 심장에 부담을 줄 수 있다. 따라서 고령자나 심장병, 호흡기 질환자들에게는 수압의 영향을 줄이기 위해 전신 목욕보다는 명치 아래까지만 담그는 반신욕을 권장한다.

반신욕은 몸속을 따뜻하게 해주면서 심장과 폐에 부담을 주지 않는다. 이때 하체 부위의 기혈 순환이 활발해져 혈액이 전신을 한 번 돌고 노폐물이 땀으로 빠져나간다. 그래서 냉증, 하체 비만, 여성의 생리불순, 갱년기 장애, 관절염, 피부병에 좋으며 몸속에 냉기가 생기기 쉬운 암 환자에게 특히 좋다.

횟수는 몸이 약하거나 처음 시작한 경우 20~40분 정도로 한 달간 매일 하고, 그 후에는 일주일에 두세 번 정도가 좋다. 잠자리에 들기 전에 하면 더욱 효과적이다. 반신욕을 마친 후에는 30분 정도 편안하게 휴식을 취해서 체력에 무리가 없도록 한다.

고령의 심장병 환자는 37~38℃의 물에 명치 아래까지 10~20분 정도 몸을 담그고, 목욕으로 인한 탈수를 보충하기 위해 반신욕 전에 한 잔 정도의 물을 마시는 것이 좋다. 또 너무 뜨거운 물에 장시간 있으면 심장병이 악화될 수 있으므로 협심증, 심근경색, 판막 질환, 심부전 등의 심장 질환 환자나 고령자는 더욱 주의한다. 한번 욕조에 있는 시간은 10분 이내가 좋으며 2~3회 욕조를 나갔다 들어오는 식으로 총 30분 정도가 좋다.

반신욕을 할 때에는 팔을 밖으로 내놓아야 한다. 식후 또는 격렬한 운동 후 한 시간 내에 목욕을 하면 원활한 위장 운동을 방해해 소화흡수에 문제가 생길 수 있으므로 시간 여유를 두고 하는 것이 좋다.

반신욕의 또 다른 효능으로 부종 완화 효과가 있다. 수압의 작용으로 하체의 혈액순환이 활발해져 붓기가 가라앉는 것이다. 몸이 차가우면 혈액순환이 잘되지 않아 몸 곳곳에 산소나 영양분, 면역 물질이 제대로 공급되지 못하는데, 이런 사람일수록 전신욕보다는 반신욕이 효과적이다. 전신욕은 하반신보다 상반신의 체온이 더 높아지므로 냉기 해소에 그다지 도움 되지 않기 때문이다.

허약한 사람에게는 족욕 역시 좋은 방법이다. 40℃ 정도의 따뜻한 물에 20~30분간 발을 담그는데, 이때 손도 같이 담근다. 42℃ 정도의 물에 양쪽 손목 아랫부분을 10~15분 정도 담그고 있어보자.

만일 하지정맥류가 있다면 족욕에 좀 더 주의를 기울여야 한다. 하지정맥류는 심장으로 올라가야 할 정맥혈이 종아리에 고이면서 혈관이 늘어나는 질환으로, 이 질환을 앓고 있는 사람이 더운 찜질을 하면 정맥 혈관이 고무줄처럼 늘어나기 때문이다.

발은 12경락의 중요 혈들이 밀집되어 있는 부위로 제2의 심장과 같다고 할 수 있다. 다리와 발 부분의 혈액순환이 잘 되려면 우선 피가 맑아야 하며 혈관이 튼튼하고 수축과 이완이 잘 이루어져야 한다.

족욕은 혈관의 탄력성을 높여 혈액순환은 물론 기의 흐름까지 원활하게 해준다. 또 피하지방층의 불순물을 내보내고 내장 기능을 개선시켜 면역력을 길러준다. 인체의 모든 경락을 열어주는 족욕은 몸속의 찬 기운과 습(濕, 병의 원인이 되는 습기)을 내보내며 경직된 근육을 풀어준다. 그 외에도 신진대사를 촉진시키고 혈압과 혈액, 지방을 조절하는 역할을 하며 피로 회복과 숙면에도 도움을 준다.

또 다른 목욕 요법으로 수욕(手浴)과 좌욕(坐浴)이 있다. 수욕이란 뜨거운 물에 손만 담그는 방법으로, 42℃ 정도의 뜨거운 물에 양쪽 손목을 약간 웃돌 정도의 깊이만큼 담그면 된다. 수욕은 몸을 이완시키고 스트레스를 해소하는 효과가 있으며 어깨나 목이 결릴 때 혹은 손이 저리고 마비가 올 때 도움이 된다.

좌욕은 엉덩이 부분만을 물속에 담그는 목욕법이다. 넓은 대야에 40℃ 정도의 따뜻한 물을 담고 15분 정도 앉아 있는다. 치질, 생리통, 생리 불순, 성기능 장애, 가려움증, 복부 비만, 변비 등에 효과가 있다.

목욕의 효과를 높이는 방법

따뜻한 물에 몸을 담그고 앉아 있는 모습을 상상만 해도 마음까지 한결 편안해질 것 같지 않은가? 영화에서처럼 목욕물에 꽃잎이라도 뿌려져 있다면 기분이 한층 더 좋아질 것이다. 그런데 이처럼 물에 꽃이나 약재 등을 첨가하면 기분만 좋아지는 것이 아니라 몸에도 실질적인 효과가 있다.

목욕할 때 한약재 혹은 한약재를 달인 물을 함께 넣어서 약물이 우러나오게 하는 것을 '약욕'이라고 하는데 조선시대에 '궁중 약욕법'이 있었을 정도로 그 역사가 깊다. 약재에서 우러나온 성분이 피부를 통해 흡수되도록 하는 약욕법은 피부병, 종기, 가려움증, 신경통, 관절염, 냉증 등에 좋다. 특히 약재를 넣은 반신욕은 효과가 배가된다.

대중목욕탕을 이용할 때 조금 규모가 있는 곳에서는 소금탕이 있는 것을 본 적이 있을 것이다. 소금은 삼투압 효과를 일으켜 수분을 몸 밖으로 빼내 체내의 독소를 배출시키는 효과가 있다. 또한 혈관을 확장시켜 순환이 원활하게 되므로 근육의 긴장과 피로가 풀리고 요통을 감소시키는 역할도 한다. 소금욕에 사용하는 소금은 죽염이 좋다.

강력한 흡착력과 알칼리 성분을 가진 숯도 목욕에 활용하면 좋다. 욕조 속에 숯을 넣어두면 수돗물의 소독에 사용되는 염소나 크롤칼키 등의 냄새가 제거되어 유해 불순물이 적은 약알칼리성의 온천물처럼 된다.

목욕물에 넣는 첨가물 중에 가장 대중적이고 흔한 것이 아마 쑥이 아닐까 싶다. 웬만한 동네 목욕탕들도 대부분 쑥탕을 갖추고 있을 정도이니 말이다. 유명 온천에서 사용되는 다양한 목욕 첨가물은 유행을 타는 것들이 대부분이지만 그 가운데 쑥탕만은 꾸준히 자리를 지키는 경우를 많이 보았다.

쑥탕은 피부병, 신경통, 산후통에 좋다. 쑥은 몸속의 노폐물과 독소를 몸 밖으로 배출시키는 기능을 하며 향기만 맡아도 마음을 안정시키는 효능이 있다. 쑥탕을 만드는 방법은 말린 쑥을 그물망에 넣어 유효 성분이 우러나도록 욕조에 담그거나 혹은 쑥을 달인 물을 넣으면 된다. 하루 30분씩 너무 뜨겁지 않을 정도의 쑥탕에서 목욕을 하면 몸과 마음이 편안해지는 것을 느낄 수 있을 것이다.

그 밖에 일반적인 목욕법과는 다르지만 독소제거 효과가 탁월한 것으로 '솔잎땀내기 목욕법'이 있다. 이 방법은 솔잎 속에 들어 있는 송진 성분이 뜨거운 열기에 증발되어 열린 땀구멍 속으로 스며들어 피부 속에 있는 노폐물과 염증과 병독을 몰아내고, 혈액순환을 원활하게 하는 효과가 뛰어나다. 또한 새살을 돋아나게 하고 근육과 뼈를 튼튼하게 하며 오장육부의 기능을 강화한다고 알려져 있다.

솔잎땀내기를 하는 방법은 먼저 방바닥에 솔잎을 4~5㎝ 두께로 깔고 그 위에 쑥을 2~3㎝ 얹은 다음 다시 솔잎을 2~3㎝ 올려놓고 그 위를 얇은 이불이나 천 등으로 덮는다. 그런 뒤에 방바닥이 뜨거울 정도로 온도를 올리고 홑이불 위에 속옷만 입은 채로 이불을 덮고 눕는다. 이때 머리 위에도 수건을 덮어 찬 기운이 들어오지 못하게 한 다음 땀을 흠뻑 낸다.

황토로 지은 집 온돌방에서 솔잎땀요법을 하는 것이 제일 좋지만 방바닥 온도를 높일 수 있는 곳이라면 어디서나 가능하다.

이렇게 솔잎과 쑥을 번갈아 깔고 그 위에 요를 펴고 날마다 잠자게 되면 늘 방 안에 은은한 솔과 쑥 냄새가 가득하고 날이 갈수록 몸이 상쾌해지는 것을 느낄 수 있을 것이다. 이때 솔잎은 10~20일에 한 번씩 갈아주어야 한다.

피부 노폐물을 배설시키는 솔잎땀내기 요법은 신진대사와 혈액순환을 촉진하여 피부 질환, 감기, 기관지염, 관절염, 신경통, 오십견, 간장 질환, 중풍, 산후 후유증, 요통, 부인병, 비만, 말초신경마비 치료 등에 효과적이며 암을 치료하는 효과도 있다.

솔잎땀내기를 할 때 가장 주의할 점은 땀을 푹 내고 나서 식힐 때 갑자기 찬 곳에 나가면 안 된다는 점이다. 급작스럽게 찬바람을 쐬면 한기가 몸속으로 들어와 도리어 몸에 해로울 수도 있다.

솔잎땀내기 요법이 좋은 것을 알더라도 중병에 걸리지 않은 이상 보통의 사람들은 솔잎을 구하기도 쉽지 않을뿐더러 너무 복잡하다는 생각이 들 것이다. 이럴 때는 솔잎과 쑥을 방 안에 갖다 두는 것만으로도 작은 효과를 기대할 수 있다.

숲에서 몸과 마음을 치유하라

하늘 높이 나무들이 치솟은 산에서 상쾌한 숲의 향기와 자연의 소리에 귀 기울여 본 적이 있는가? 아마 기분이 한결 상쾌해지고 몸이 가벼워짐을 느꼈을 것이다. 숲이 우리에게 선사하는 것은 자연이 인간에게 줄 수 있는 최고의 선물이 아닐까 싶다.

숲이 뿜어내는 음이온과 피톤치드는 스트레스에 영향을 주는 호르몬을 감소시키고 심신을 안정시키는 효과가 있다. 또 숲 속의 신물이 발산하는 피톤치드와 테르펜의 살균 효과는 해로운 병원균을 없애준다.

그래서 독일, 프랑스, 영국 등 유럽과 미국에서는 일찌감치 '숲치료'가 자리 잡았고 독일 전역에는 숲의 환경을 활용해서 운영되는 병원이 3백여 군데나 있으며 의사들은 일부 질병에 한해 숲 속의 병원에서 휴양하라고 처방할 정도다.

질병에 걸린 사람뿐 아니라 건강에 문제가 없는 사람들도 평소 숲을 가까이하고 사랑하기를 권한다. 그것이 질병 위험에 노출된 우리 자신의 몸을 지킬 수 있는 방법이기 때문이다. 숲의 치료 성분으로 자주 거론되는 피톤치드는 숲 속의 초목이 병원균에 저항하기 위해 스스로 발산하는 휘발성 항균성 물질의 총칭으로서, '식물'이라는 뜻의 '피톤phyton'과 '살균력'을 뜻하는 '싸이드cide'가 합성된 말이다.

어떤 식물이든 항균성 물질을 가지고 있으며 어떤 형태로든 피톤치드를 함유하고 있다. 특히 편백나무, 소나무, 잣나무, 향나무 등 상록수에서 유독 많이 나오는 피톤치드는 심신을 안정시키고 피부염증을 방지하며 몸의 에너지를 활성화시키는 역할을 한다. 숲에 있으면 긴장이 풀리고 편안해지면서 면역력이 증강되는 이유도 그 때문이다.

암과 같은 공해병에 걸렸을 때 수술 치료에 실패하면 암이 전이되거나 재발되는 것을 막지 못해 몇 년 내에 사망하게 되는 경우가 많다. 그러나 숲에서 자연식과 운동으로 요양하면서 암을 치료하면 몸의 에너지가 활성화되고 면역력이 증강되어 암의 완치 확률이 높아진다.

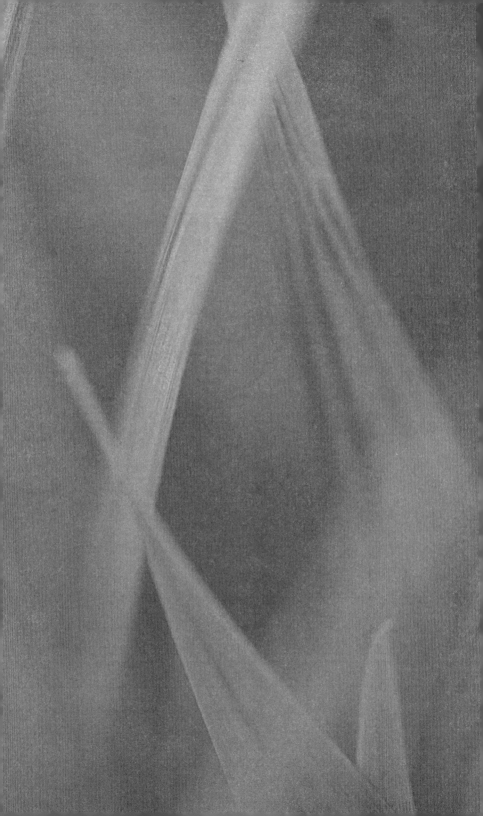

Chapter 03

내 몸 살리는 식습관

음식이 몸을 만든다

미국 암연구소(NCI)에서 암 발병 원인의 40~50%가 입으로 들어가는 식품 때문이라고 발표한 적이 있다. 그만큼 암은 생활 습관, 특히 식생활 습관과 밀접한 관계가 있다. 모든 음식물은 몸속의 세포와 영양, 성장에 큰 영향을 주기 때문에 암 예방을 위해서는 어떤 음식을 어떻게 섭취하는지가 관건이라고 할 수 있다.

연구에 따르면 암의 원인은 흡연이 30%, 해로운 식사가 35%이며 술이나 약품, 첨가물까지 포함하면 40~50%가 입으로 들어가는 식품 때문이라고 한다.

1996년 일본에서 O-157 대장균으로 2만여 명의 환자가 발생해서 커다란 사회적 문제가 된 적이 있었다. 그런데 비슷한 생활권이라고 생각되는 한국에는 의외로 피해 사례가 드물었다. 그 후 얼마 지나지 않아 사스 바이러스 때문에 비상이 걸렸을 때에도 마찬가지였다.

이에 대해 전문가들은 '고춧가루와 마늘이 들어간 김치가 한국인의 장을 튼튼하게 해주었기 때문'이라는 분석을 내놓았다. 평소에 전통음식을 즐겨 먹는 한국인의 장이 튼튼해서 O-157 균이 들어와도 맥을 못 추었다는 것이다.

이 사건은 서양인들이 한국의 음식인 마늘과 고추, 김치를 새롭게 평가하게 된 계기가 되었다. 한때 한국의 유학생들이 미국 등 서양으로 유학을 가면 마늘이나 김치 냄새가 난다고 하여 기피 대상이 된 적이 있었는데 격세지감을 느낀다.

조상들로부터 내려온 전통 음식은 우리 몸의 수호자라고 할 수 있다. 약이 없던 옛날에는 음식이 곧 약이었다. 그 시절부터 시작해서 몸에 좋은 음식들만 걸러져 내려왔기 때문에 지금의 한국 전통음식은 인체실험을 거쳐 검증되었다고 할 수 있다. 공장에서 대량 생산되거나 수입된 식품은 신체저항력은 물론 정신력까지 떨어뜨리기 쉽지만, 우리 땅에서 제철에 나는 식품은 적응력과 저항력을 길러준다.

평소에 한국인들은 그저 습관적으로 먹고 있지만 전통음식의 대표 주자라 할 수 있는 된장과 간장은 몸속에서 강력한 해독 작용을 하는 매우 놀라운 식품이다. 된장은 해독력이 강하고 화학물질을 체외로 배출시키며, 술과 담배의 독소를 분해하고 알레르기 체질을 개선한다.

좋은 먹을거리란 우리가 꾸준히 먹어온 음식, 이미 그 효능이 검증된 음식이다. 가령 김치와 청국장에 함유된 유산균과 치즈의 유산균은 다른데, 한국인의 장내에 많이 증식하는 유산균은 한국형 유산균이므로 치즈보다는 김치나 청국장이 체질에 맞는 것이다. 알칼리성으로 구연산이 풍부하게 들어 있는 매실장아찌 또한 신진대사를 활발하게 하고 된장처럼 체내 해독 작용이 강하다. 또 화학물질과 방사능을 배출시키는 효능이 있다.

과거에는 혼식을 하자는 운동을 벌일 정도로 잡곡의 소비가 많지 않았지만 최근에는 건강에 대한 인식이 높아지면서 잡곡을 먹는 사람이 많아졌다. 잡곡류는 대사 과정에서 산을 남기지 않는 에너지원으로 탄수화물을 비롯한 5대 영양소가 골고루 들어 있는 완전식품이다. 특히 현미, 수수, 보리, 율무 같은 잡곡에는 면역력 강화 성분, 저항력을 키워서 암을 예방하는 비타민도 다량 함유되어 있다.

블랙 푸드에 해당되는 미역, 김, 다시마 등의 해조류에는 몸의 중금속을 배출하는 알긴산이 다량 함유되어 있어 탁월한 항암 작용을 한다. 화학조미료 대신에 멸치와 다시마를 갈아서 만든 천연 조미료를 주방의 필수 품목으로 추가해보자.

영양이 한쪽으로 너무 치우친 식단도 위험한데, 가령 과일도 지나치게 많이 먹으면 독이 될 수 있다. 혈당 조절을 방해해서 당뇨병을 일으키기도 하고, 혈액 속의 유해한 산성 물질을 다량으로 만들어내기 때문이다. 특히 과일을 지나치게 섭취해서 몸에 비타민C가 적정 섭취량을 넘어서면 칼슘 흡수를 방해해서 결석의 원인이 되기도 한다. 무엇보다 균형 잡힌 식단이 중요하므로 음식을 먹는 일에도 과유불급의 지혜를 잊지 말아야 할 것 같다.

음식에 대한 잘못된 상식도 고쳐야 한다. 흔히 어린이에게 필수적으로 먹이는 우유는 각종 영양분은 있지만 장을 알칼리성으로 만들어서 몸에 해로운 박테리아를 키운다고 한다. 더 큰 문제는 유제품의 가공과 처리 및 보존 과정에서 각종 첨가물이 사용된다는 것이다.

그 밖에 음료수 등에서 의외로 많이 섭취하게 되는 설탕의 폐해는 놀라울 정도다. 설탕을 과다하게 섭취하면 변비와 비만을 불러오며 피로, 충치, 당뇨병, 신장 기능 저하, 치매 등의 원인이 될 수 있다. 또한 각종 세균이나 바이러스에 감염이 잘되는 체질로 만들며, 불쾌감이나 불안감, 권태감, 폭력적인 행동이나 자살과도 관계가 있는 것으로 밝혀졌다.

▶ 우리 몸에 꼭 필요한 영양소

- 탄수화물: 인체에 열량을 공급하는 주요 에너지원이다. 탄수화물이 부족하면 기초체력 저하, 피로, 체중 감소 등의 증상이 나타난다. 탄수화물이 다량 함유된 음식으로는 밥, 국수, 빵, 떡, 감자, 고구마, 옥수수 등이 있다.
- 단백질: 체세포의 구성 요소로서 몸을 구성하고 유지하는 역할을 하며 각종 효소, 호르몬, 항체 등의 성분을 구성한다. 단백질 식품으로는 쇠고기, 돼지고기, 닭고기 등의 육류와 생선류, 조개류, 계란, 두부, 우유 등이 있다.
- 지방: 지방은 탄수화물과 같이 우리 몸에 열량을 공급하는 주요 에너지원으로 참기름, 들기름, 콩기름, 버터 등에 많이 함유되어 있다.
- 비타민·무기질: 우리 몸의 생리 기능을 조절하는 대표적인 조절영양소다. 우리 몸의 정상적인 성장·발달 및 건강 유지에 필수적이므로 적은

양이지만 규칙적으로 섭취하는 것이 좋다. 채소와 과일 등에 많이 함유
되어 있다.

• 물: 물은 최근에 들어와서야 중요한 영양소의 하나로 중요성을 인정받
고 있다. 혈액과 신체조직을 구성하고 있으며 영양소와 노폐물을 운반
하고 체온을 유지해주는 등 인간의 생명 유지에 필수적인 요소이다. 수
분 섭취가 부족하거나 구토·설사로 수분이 빠져나가는 경우, 혹은 운
동이나 고열 등으로 과도하게 땀을 흘리면 탈수 증상이 나타날 수 있다.
일반적으로 하루에 성인에게 필요한 물은 6~8컵 정도이다.

꾸준한 식이요법은
암으로부터 해방되는 지름길

암 치료를 위해 가장 손쉽게 실천할 수 있는 방법 가운데 하나가 식생활을 바꾸는 것이다. 그러나 어떤 음식을 어떻게 먹어야 할지 막막한 것이 현실이다. 많은 사람들이 인터넷이나 책을 통해 암 치료에 좋다는 식이요법을 찾아보지만 올바른 방법을 선택하기는 여전히 힘들다. 그 이유는 암 환자를 위한 정보들이 환자 중심으로 쓰여 있지 않고 실천하기도 어렵기 때문일 것이다.

한 해 암 진단을 받은 미국인들의 약 3분의 2가 지방과 정제 당분이 많이 든 음식을 좋아하는 반면 식물성 식품을 거의 먹지 않는다고 한다. 미국 식품영양학회와 농무부는 만성 질병의 위험을 낮추기 위해 매일 섬유소 35g을 섭취할 것을 권장하고 있다. 섬유소는 곡류, 채소, 과일, 콩류, 견과류 등에 많이 들어 있다.

그중에서도 유기농으로 재배한 채소를 먹는 것이 매우 중요하다. 천연 유기농 식품에는 천연 식이섬유와 식이 유황, 단백질, 칼슘, 비타민, 각종 미네랄 등이 풍부하여 건강을 유지하는 데 매우 중요하다. 뿐만 아니라 호흡이나 음식을 통해 우리 몸에 들어와 피부와 근육, 조직, 뼈, 혈액, 장내 기관에 축적된 각종 공해 물질을 해독하고 암세포에서 분비하는 독성 물질을 정화하기 때문에 올바른 식이요법은 암의 예방과 치료에 필수적이라고 하겠다.

물론 암에 걸렸다고 해서 누구나 똑같은 식이요법을 할 수는 없다. 환자에 따라 병명이 다를 뿐만 아니라 성별과 나이, 체질, 환경, 병의 진행 정도가 모두 다르기 때문이다. 또한 암으로 인해 나타나고 있는 부작용의 상태도 다르다.

그러나 암 환자에게 식이요법을 실시할 때에는 다음과 같은 기본적인 원칙을 반드시 지켜야 한다. 첫째, 병명과 병증과 몸의 신진대사 능력을 기준으로 만들어져야 한다. 둘째, 소화를 잘 시켜서 몸에 흡수가 잘 될 수 있어야 한다. 셋째, 체내의 독소와 찌꺼기들을 배출시킬 수 있어야 한다. 넷째, 인체가 필요로 하는 충분한 영양과 치료 물질을 공급해주어야 한다.

암 환자는 맛있게
잘 먹어야 한다

암을 이겨낼 수 있는 힘을 기르는 가장 좋은 방법은 바로 잘 먹고, 잘 배설하고, 잘 놀고, 잘 자는 것이라고 할 수 있다. 그중에서도 가장 기본이 되는 것은 잘 먹는 것이다. 잘 먹어야만 잘 내보낼 수 있고, 잘 놀고 잘 잘 수 있다. 무조건 잘 먹어야 한다. 잘 먹어야 힘이 생기고 면역력과 자연치유력이 강화되어 암을 이겨낼 수 있는 몸이 만들어지는 것이다.

그런데 무조건 음식을 많이 먹는 것만 갖고는 잘 먹는다고 말할 수 없다. 잘 먹기 위해서는 우선 기분 좋게 먹어야 한다. 건강한 사람이라 해도 무척 슬픈 일이 있다거나 분노하는 마음, 원망. 근심, 불안, 초조, 우울 등 기분이 좋지 않은 상태에서 음식을 먹으면 십중팔구 체하기 쉽다. 체한다는 것은 내려가지 않고 막힌다는 것이다. 음식이 내려가지 않고 위나 장에 막혀 있으면 분해 흡수가 되지 않고 결국 해로운 가스와 독을 발생시킨다.

흔히 우리는 '기가 막힌다'는 표현을 자주 쓰는데, 실제로 기가 막힌다면 이는 아주 위험한 상태다. 우리 몸은 항상 열려 있어야 한다. 눈, 코, 귀, 입, 피부, 배설기관 등 모든 것이 열려 있어야 한다. 그래야 기와 혈액이 통하며 정신과 생명이 통하게 된다.

기가 막히는 것은 주로 부와 자존심과 명예, 가족 등에 대해 과도하게 욕심을 부리는 데서 원인을 찾을 수 있다. 따라서 욕심을 줄이고 마음을 편히 가지는 것이 기혈의 순환을 원활하게 만드는 근본이라고 할 수 있다. 기가 막히지 않고 항상 열려 있어야 혈액순환이 잘되고 독소가 발생하지 않는다. 또한 암으로부터 분비되는 체내의 독소들이 몸 밖으로 나가게 되어 암이 점차 힘을 잃고 사라지는 것이다.

사람들은 흔히 맛을 좌우하는 것은 입맛이라고 생각하지만 입맛을 좌우하는 것은 기분이다. 누구나 기분이 좋지 않을 때 음식을 먹고 싶지 않았던 기억이 있을 것이다. 기분이 좋으면 입맛은 저절로 좋아지게 돼 있다.

입맛 다음으로 음식의 맛을 좌우하는 것은 적절한 간이라고 할 수 있다. 아무리 훌륭한 재료를 가지고 음식을 만들어도 지나치게 싱거우면 그 재료의 맛을 느낄 수 없다. 우리나라 음식에는 다양한 양념이 많이 들어가는데 가능하면 천연조미료(마늘, 파, 양파, 부추, 고추, 된장, 간장, 고추장, 들기름, 참기름, 들깨, 참깨 등)를 많이 활용하고 반드시 환자의 입맛에 맞게 만들어야 한다.

많은 사람들이 맵고 짠 자극적인 음식을 오랫동안 많이 먹어서 암이 생긴다고 생각하는 경향이 있다. 그러나 암은 그런 음식들 때문에 생기는 병이 절대 아니다. 암의 특성 중의 하나가 밥맛을 떨어지게 하는 것이다. 안 그래도 입맛이 없는 터에 맛이 없는 밍밍한 음식을 먹기란 여간 고역이 아닐 수 없다. 한두 달 정도 싱겁고 맵지 않게 먹어서 암이 치료되는 것이라면 당연히 그렇게 해야 하겠지만 암은 장시간 투병해야 하는 병이다. 맛이 없으면 먹기가 어려울 뿐만 아니라 속이 메스껍고 울렁거리며 심하면 토하게 되고 식욕을 잃게 된다. 결국 체력이 점점 떨어지고 체중이 감소하여 암을 이기기가 더욱 힘들어지는 것이다.

따라서 음식의 간은 환자의 입맛에 맞게 적절하게 맞추되 음식의 간은 죽염으로 만든 장류로 맞추는 것이 좋다. 무엇보다 환자가 맛있게 먹을 수 있도록 만들어야 한다는 점을 유의해야 한다.

하루 세끼,
기분 좋게 먹자

암으로 사망한 사람들을 원인별로 연구한 결과 50% 이상이 면역결핍과 영양결핍 때문에 사망한 것으로 알려졌다. 그밖에 25%가 종양이 너무 커져서 인체 장기의 기능 마비로 사망했고 10%는 지나친 체중 감소 때문이었으며 7%는 복강내 출혈이 사망 원인이었다.

암 환자의 주요 사망 요인을 살펴보더라도 영양의 중요성을 잘 알 수 있다. 이처럼 암 환자에게 영양의 문제는 예방과 치료, 재발과 악화 방지, 생존 기간 연장과 삶의 질 향상에 엄청난 영향을 끼친다.

물론 영양을 많이 섭취한다고 해서 무조건 좋은 것은 아니다. 몸이 필요로 하는 것을 골고루 적절하게 섭취하는 것이 중요하며 암 환자는 무엇보다 칼로리와 지방의 비율을 낮추도록 노력해야 한다. 암 환자 중 치료에 성공한 사람들을 보면 영양과 신진대사의 활성화 그리고 면역력을 키워서 암을 완치시킨 경우가 많다.

독일의 암 전문병원에서 지난 30년간 암 환자를 연구한 결과에 따르면 면역과 영양 치료가 얼마나 중요한지 단적으로 알 수 있다. 3대 의학 치료(수술, 항암 치료, 방사선치료)만 받은 말기암 환자의 경우 평균수명이 5~7개월에 불과했는데 전문적인 면역영양활성요법을 병행한 사람들은 60개월로 거의 10배 가까이 생존 기간이 늘어났다.

방광암의 재발률에 대한 연구 결과를 보면 더 극명한 결과를 알 수 있다. 5년 이내 재발한 환자를 조사한 결과 3대 의학 치료만 받은 환자의 90%가 재발하였으나 전문적인 면역영양활성요법을 병행한 군에서는 단지 40%만 재발하고 나머지 60%는 5년이 지난 뒤에도 재발하지 않은 것으로 나타났다.

이로써 우리가 알 수 있는 것은 항암 치료와 방사선치료만이 능사는 아니라는 사실이다. 암 환자들이 수술과 항암 치료, 방사선치료의 부작용으로부터 신속히 회복되려면 해독과 보양을 통해 몸의 정상적인 생리 기능을 최적화하는 동시에 면역력을 키워야 한다. 이렇게 되면 설사 몸에 암이 있다 하더라도 장기 생존이 가능하다.

해독 기능이 뛰어난 음식들

　암 치료에 필수적인 요소가 체내에 쌓인 각종 독과 암이 분비하는 독성 물질의 해독이라는 것은 앞에서도 여러 차례 밝힌 바 있다. 자연에는 우리의 몸을 정화시키는 음식들이 많이 있는데 이것을 어떻게 적절하게 섭취하느냐가 암 치료의 지름길이며 또한 암을 예방하는 길이기도 하다.

　해독 기능이 뛰어난 가장 대표적인 음식은 죽염, 마늘, 오리, 다슬기의 네 가지가 있다. 비타민도 해독 기능이 있어서 암을 예방하고 치료하는 효과가 있다. 그 밖에도 해독 기능이 뛰어난 음식들이 많이 있는데 이들은 대체로 두 가지 특징을 가지고 있다.

　첫째로 맛이 없다는 것인데 여기서 맛이 없다는 것은 단맛, 짠맛, 쓴맛, 매운맛, 신맛이 없다는 것을 뜻한다. 즉, 맛이 담백하다는 뜻이다. 둘째, 해독 능력이 뛰어난 음식은 대소변을 잘 배출시키고 땀을 잘 나게 한다. 이런 음식들로는 황태, 무, 쥐눈이콩, 녹두, 오이, 미역, 다시마, 파래, 현미, 감자, 미나리, 양파, 부추, 차조기, 된장, 청국장, 토마토, 호박, 당근, 쑥, 민들레, 메밀, 생강, 녹차, 대추, 감초 등이 있다. 이들 해독식품들에는 아래와 같은 구체적인 효능이 있다.

- 녹두: 의약품과 중금속을 해독한다. 인체의 독소를 걸러내고 해로운 물질이 빠르게 배설되도록 돕는다. 알코올의 해독 작용 또한 뛰어나다.
- 생강: 몸속의 나쁜 기운을 없애고 독소를 배출한다. 바이러스를 죽이는 효과가 뛰어나며 인공항생제처럼 내성이 생기는 것이 아니라 오히려 세균에 대한 저항력을 키워준다.
- 꿀: 살균력이 뛰어나서 각종 바이러스로부터 몸을 보호한다. 꿀의 칼륨 성분은 콜레스테롤과 노폐물을 제거하며 산성화된 혈액을 중화시킨다. 위장을 편안하게 하고 변비를 치유하는 기능이 있다.
- 마늘: 피를 깨끗이 하고 신진 대사를 좋게 한다. 비타민 B와 글리코겐이 간에 축적되어 나타나는 피로를 풀어주며 스트레스 해소를 돕는다. 대표적인 항암 식품이기도 하다.
- 된장: 된장은 간 해독에 효과가 큰 식품이다. 간 기능을 강화하므로 몸에 쌓인 독소를 배출하는 데 좋다. 또한 항암, 항노화 작용을 하는 것으로도 유명하다. 된장국을 하루 세 그릇 이상 먹으면 폐경 후 유방암에 걸릴 확률이 낮아진다.

- **녹차**: 녹차의 카테킨은 지방이 몸에 쌓이는 것을 막고, 노화의 주범인 활성산소를 억제하여 노화와 암을 예방한다. 또한 녹차의 식이섬유는 다이옥신을 흡착하여 배설하고, 그 흡수를 억제하는 효과가 있다.
- **클로렐라**: 엽록소와 베타카로틴 등의 영양소가 풍부한 녹색 플랑크톤이다. 몸에 쌓인 중금속과 다이옥신을 배출하는 기능이 있다. 몸속의 이온 균형을 바로잡고, 장 내의 노폐물을 배출하는 식품이다.
- **다시마**: 양질의 섬유질인 알긴산이 함유되어 음식물이 장내에 머무는 시간을 짧게 한다. 대장 기능이 좋아지기 때문에 변비가 없어지고 독소가 배출되는 것을 돕는다. 또한 불필요한 지방과 염분, 중금속 등의 유해 물질을 흡착하여 배출시키는 효과가 있다.
- **파래**: 담배의 니코틴을 해독, 중화하는 데 좋다고 알려진 대표적 식품이다. 파래의 비타민A는 담배 때문에 손상된 폐점막을 재생하고 보호한다. 대장의 연동 운동을 돕는 식물성 섬유질이 풍부해서 배변을 원활하게 한다.
- **미나리**: 복어 요리에 미나리를 넣는 것은 미나리의 해독 효과 때문이다. 술을 마신 뒤의 갈증을 풀어주고 머리를 맑게 한다. 미나리의 식이섬유는 장의 내벽을 자극해 장운동을 촉진한다.

항암 효과가
뛰어난 음식을 먹자

대부분 항암 효과가 뛰어난 음식들은 천연 유황을 함유한 음식들이다. 마늘, 파, 양파, 배추, 무, 부추, 고추, 겨자, 냉이 등이 대표적인 천연 유황 식품이다. 다음은 항암 효과가 뛰어난 음식을 종류별로 정리해본 것이다.

- **조미료**: 마늘, 파, 양파, 부추, 겨자, 고추 생강
- **채소류**: 무, 배추, 양배추, 부추, 미나리, 상추, 시금치, 가지, 쇠비름, 쑥갓, 우엉, 연근, 당근, 브로콜리, 케일, 셀레늄, 새싹 채소, 신선초, 알로에, 호박
- **나물류**: 쑥, 달래, 냉이, 참취, 곰취, 머위, 죽순, 홑잎나물, 민들레, 씀바귀, 두릅, 고구마순, 완두
- **버섯류**: 송이버섯, 표고버섯, 팽이버섯, 느타리버섯, 능이버섯, 석이버섯, 목이버섯, 흰목이, 싸리버섯, 뽕나무버섯, 양송

이버섯, 영지버섯, 운지버섯, 상황버섯, 차가버섯

- **뿌리류**: 연근 산약, 마늘, 노근(갈대뿌리), 도라지, 모근(띠뿌리), 고구마
- **과일류**: 사과, 머루, 복숭아, 살구, 배, 매실, 포도, 석류, 모과, 토마토
- **해조류**: 김, 다시마, 파래, 미역
- **씨앗·열매류**: 쥐눈이콩, 들깨, 완두콩, 조, 수수, 율무, 현미, 백편두, 팥, 귀리, 아마씨, 차 잎, 올리브유, 작두콩, 잡곡
- **동물류**: 오리, 오골계, 거위, 소, 양, 개, 우렁, 다슬기, 자라, 천산갑, 해삼, 해마, 동충하초, 등푸른 생선
- **발효음식류**: 요구르트, 유산균, 김치, 된장, 청국장, 고추장, 장아찌
- **기타**: 방사선 요법이나 화학요법 전후에 부작용 예방을 위해 사용하는 약물로 녹차, 인삼, 구기자, 오미자, 산약, 감초, 천화분, 동충하초, 영지, 호장근, 호도, 은이버섯 등이 있다.

잡곡밥도 중요한 역할을 한다. 암은 체중이 줄고 체력이 떨어지는 소모성 질환이다. 암 자체로 인해서 죽는 일은 드물다. 다만 암에 대한 공포와 두려움, 분노, 억울함, 불안 등으로 인한 심리적인 나약함과 영양실조가 문제다.

진시황이 찾아 헤맸다는 불로초는 과연 존재하는가? 물론 인간으로 태어난 이상 죽지 않고 영원히 살 수는 없을 것이다. 그러나 어느 누구든지 먹어야 산다는 점을 생각한다면 평

범하게 생각하던 밥과 채소, 과일이 바로 불로초라고 할 수도 있을 것이다.

밥은 씨앗으로 만든다. 씨앗(곡류)은 일생동안 땅과 대기 중에서 사람에게 필요한 모든 양분을 만들어 인간에게 아무런 대가를 바라지 않고 무한대로 공급해 준다. 항상 자연에 감사하는 마음으로 살자.

백미는 살아 있는 영양소를 다 없애버린 생명력이 없는 죽은 밥이다. 소화력이 양호하고 체력이 건강한 암 환자들은 발아현미 30%, 현미찹쌀 30%, 멥쌀 30%, 콩 5%, 잡곡 5%의 비율로 밥을 지어 먹으면 좋다. 그러나 대부분의 암 환자들은 수술과 항암 치료, 방사선치료 등으로 소화력이 많이 떨어져 있으므로 현미나 잡곡 100%의 식사는 상당히 어렵다.

쌀, 발아현미, 현미찹쌀, 보리, 밀, 서목태(쥐눈이콩, 약콩), 완두콩, 조, 수수, 기장, 보리, 옥수수, 율무 중 환자의 기호에 따라 다섯 가지 정도를 골라 잡곡밥을 지어 먹자. 100회 정도 오래오래 꼭꼭 씹어서 소식하는 것이 좋다.

면역력 강화 음식

작게는 감기에서부터 암에 이르기까지 거의 모든 질병은 인체의 면역력과 연관되어 있다. 대한민국 사망률 1위인 암의 경우, 건강한 사람에게도 하루에 3천 개에서 1만 개에 달하는 암세포가 생겼다 사라지기를 반복한다. 그 가운데 허약하고 면역력이 저하되어 있는 사람이 암으로 발병될 확률이 커지게 되는 것이다.

면역력을 키워 건강을 유지하는 것은 외부의 병원체로부터 자신의 몸을 지키는 힘이 얼마나 되는가에 달려 있다. 비타민 A·B·C·E, 셀레늄, L-카르니틴, 코엔자임Q, 아연, 마그네슘 등의 성분들이 에너지 대사를 돕고 백혈구의 기능을 증강시켜 면역력을 키우는 데 도움을 준다고 알려져 있다. 그렇다면 면역력을 강화시키는 음식들은 어떤 것이 있는지 구체적으로 알아보자.

- 마늘, 양파: 대표적인 면역강화 식품. 마늘의 알리신 성분은 비타민B의 흡수를 도와 체내 에너지 대사를 활발하게 하며, 양파의 케르세틴 성분은 혈중 콜레스테롤 수치를 저하시키고 항산화 작용을 통해 면역력을 증강시킨다.

- 당근, 브로콜리: 비타민 A·B·C와 마그네슘 등 면역활성화 성분이 많이 들어 있어 신진대사를 돕는다. 항산화 작용을 통해 몸에 유해한 활성산소의 발생과 작용을 억제한다. 마그네슘, 칼슘, 칼륨과 같은 무기질은 부교감신경 우위 상태를 만들어 면역력을 강화시킨다. 비타민A가 결핍된 사람은 감염성 질환, 특히 바이러스성 질환에 잘 걸리므로 비타민A가 풍부한 당근과 쑥갓, 신선초, 호박을 섭취하면 좋다.

- 표고버섯, 송이버섯: 표고버섯과 송이버섯에 함유된 베타글루칸은 바이러스 등 병원체가 들어왔을 때 이를 잡아먹는 대식세포를 활성화시킨다. 버섯에서 분리된 생리활성물질인 AHCC는 식약청이 면역 증강에 유익한 것으로 인정한 열 가지 건강기능식품 중 하나다.
특히 송이버섯은 기운을 돋워주고 식욕을 증진시키며 위장 기능을 좋게 해준다. 송이버섯은 고단백 저칼로리 식품으로 비타민과 식이섬유가 풍부해 비만과 변비 예방에도 효과적이다. 혈액 속의 콜레스테롤 수치를 떨어뜨리고 혈액순환을 좋게 하기 때문에 동맥경화, 심장병, 당뇨병 등과 같은 성인병 예방에도 도움이 된다.

- **오리고기와 콩**: 면역 기능을 담당하는 세포 생성을 위해서는 적절한 단백질과 아연 공급이 필요하다. 특히 단백질은 외부 병원균에 대항하는 항체(면역 물질)의 주성분이다. 단백질이 부족하면 피부와 점막이 약해지고, 폐나 위의 점막에서도 면역 물질을 충분히 생성하지 못한다.

- **율무**: 인체에서 중요한 역할을 하는 면역 장기인 비장을 튼튼하게 해준다. 비장은 가장 큰 림프기관으로서 혈액을 저장하고 수명을 다한 적혈구를 파괴하며 항체를 생산해서 면역 반응에 관여한다.
  율무는 또한 말초신경을 강화시키는 비타민이 풍부해서 스태미나를 높여주며 활성산소를 제거하는 비타민E가 다량 함유되어 있다. 율무는 특히 피부에 좋다고 알려져 있는데 율무에 들어 있는 효소가 신진대사와 세포분열을 활발히 해주고 체내에 쌓여 있는 노폐물을 배출시키기 때문이다. 또한 단백질, 지방, 칼슘, 철, 비타민과 같이 피부를 아름답고 윤기 있게 해주는 영양소를 풍부히 함유하고 있다. 율무에는 미백 기능과 자외선을 차단하는 효능이 있어서 여드름, 각종 피부질환, 검버섯, 주근깨에도 효과가 있다.
  율무를 먹으면 몸이 가벼워지고 면역력도 증가한다. 율무에 들어 있는 성분 중 눈에 띄는 것이 단백질인데 아미노산 조성이 곡물류 중에서 가장 좋은 균형을 이루고 있다.

- **사과**: 몸의 기력을 돕고 혈액순환을 원활하게 하여 심장병을 예방하는 역할을 한다. 또한 혈압을 떨어뜨리고, 소화 작용도 원활하게 도와준다.

- **감**: 지혈 작용이 있어서 피를 토하거나 뇌출혈 증세가 있는 환자에게 좋으며 만성 기관지염에도 효과적이다. 비타민이 풍부한 감잎으로 차를 끓여 먹으면 고혈압과 심장병, 동맥경화증을 예방해준다. 그 밖에도 감은 설사를 멎게 하는 효과가 있는데, 예로부터 배탈 설사가 났을 때 감을 썼다는 기록이 있다. 단, 너무 많이 먹으면 변비가 생길 수도 있으므로 적당량을 먹어야 한다.

- **홍합**: 간의 기능을 돕고 뼈와 근육을 튼튼하게 하며, 조혈 작용을 한다. 몸이 허약하고 밤에 식은땀을 많이 흘리며 어지럼증이 있는 사람들에게 아주 좋은데, 자궁 출혈이나 대하 증상에 쓰면 효과를 볼 수 있다.

- **배**: 몸에 열이 많은 사람이 먹으면 열을 내려주고, 목이 마르고 갈증이 날 때 효과가 좋다. 또한 기침과 담을 없애주는 효과가 있지만 지나치면 속이 냉해져 소화불량이나 설사를 일으킬 수 있으므로 주의한다.

- 대하: 단백질과 미네랄, 칼슘이 풍부한 식품으로 몸에 원기를 불어넣으며 골다공증이나 골연화증을 예방해준다. 간의 해독 작용을 원활하게 하며 껍데기에 함유된 키틴은 항암 효과가 있다.

- 잣: 성질이 따뜻하여 오장육부를 튼튼하게 하고 건망증에 효과적이며 아이들 영양 간식으로도 좋다. 특히 폐를 포함한 호흡기 계통의 기능을 강화해주기 때문에 만성 기관지염이 있을 때 좋다. 중풍을 예방하고 대장 기능 약화로 인한 노인성 변비에도 좋으며 건조한 가을에 피부가 거칠고 잘 트는 사람들에게도 효과적이다. 그러나 지나치게 많이 섭취하면 배탈이 나기 쉬우므로 소화기관이 좋지 않다면 많이 먹지 않도록 한다.

- 김치: 대표적인 전통 발효식품이다. 김치의 양념으로 들어가는 마늘의 알리신은 살균과 정장 효과가 뛰어나고 고추의 캡사이신 성분은 항산화 작용을 하며, 생강의 진저롤과 쇼가올 성분은 살균과 항균 작용을 한다. 배추와 무에 풍부한 비타민 C는 면역력을 높여주고 항산화 작용을 한다. 김치에 가미되는 이런 양념들은 살균력이 우수하며 인체의 면역력을 높이는 효과가 있다. 날것으로 먹을 때보다 익혀서 먹으면 여러 미생물과 효소들의 작용으로 효능이 더욱 커진다.

- **된장, 청국장, 간장**: 면역 기능을 개선하는 효과가 매우 뛰어

나다. 특히 전통적 방식으로 담근 묵은 간장에는 면역 기능을 강화하는 핵산이 풍부하다. 콩을 발효시켜 만드는 된장은 백혈구의 양을 늘려 면역력을 높여준다.

• 복숭아: 베타카로틴이 풍부해 면역력 증강과 항암에 효과적이다. 복숭아의 소르비톨성분은 장내 유해균을 억제해 대장 건강에 좋다.

• 고구마: 저칼로리 식품이면서 영양분이 풍부하며 식이섬유가 풍부해서 장내 세균을 몸 밖으로 내보내주는 효과가 뛰어나다. 요즘은 거의 껍질을 벗기고 먹는데 깨끗이 씻어서 껍질째 먹는 것이 더 좋다.

• 유자: 비타민C의 함유량이 레몬의 세 배가 넘는다. 껍질에 풍부한 헤스페리딘이 모세혈관을 튼튼하게 해준다. 껍질째 사용하는 잼이나 유자차로 먹으면 효과적이다.

• 노란색 채소: 비타민A와 베타카로틴이 풍부하게 함유돼 있어 면역력 강화에 효과적이며 항산화 성분으로 노화 방지와 면역력 향상에 도움을 준다. 노란색을 내는 카로티노이드는 폐암에도 효과적이다.
노란색 채소로는 단호박, 바나나, 망고, 고구마, 귤, 파프리카, 카레(강황), 오렌지, 복숭아, 살구, 유자, 자몽, 골드키위, 옥수수 등이 있다. 색이 진하고 잘 익은 식품을 먹으면 더 좋다. 특히 베타카로틴이 풍부한 바나나는 면역력 증진 효과가 확인된 식품으로 바나나에는 백혈구를 구성하는 비타민B6, 면역증강 및 항산화성분인 비타민A, 베타카로틴 등이 풍부해 면역력 향상에 도움을 주는 것으로 알려져 있다

- 샐러리: 풍부한 식이섬유로 신진대사를 활발하게 하고 혈액 순환에도 좋다. 베타카로틴의 함량이 높아 면역력과 저항력을 높여주는 효능도 있다. 특유의 향은 아로마테라피 효과가 있어서 마음을 진정시키고 스트레스와 두통에 효과적이다.

- 브로콜리: 비타민C와 식이섬유가 풍부하며, 설포라판이라는 화학물질이 들어 있어서 노화되는 면역 체계를 회복시키는 역할을 한다. 셀레늄은 활성산소를 중화시키며 항암 효과가 있다.

- 파프리카: 비타민C의 함량이 높고 비타민A와 E가 풍부한 식품으로 색깔에 따라 조금씩 효능에 차이가 있다.

- 아스파라거스: 천연의 이뇨제 역할을 해서 몸속에 쌓인 독성 성분을 배출시켜준다. 항산화제인 글루타티온을 함유하고 있으며, 신진대사를 원활하게 하는 비타민P의 일종인 루틴 성분도 풍부하다.

- 홍삼, 녹차, 산삼배양근: 사포닌이 함유돼 있어서 체내 면역력을 높이고 원기 회복에 도움을 준다. 홍삼은 면역세포를 활성화시켜 신체 저항력과 면역 기능을 향상시킨다. 사포닌 성분이 있어서 면역력 증진과 혈액순환 개선, 피로 회복에 특히 효과적이다.

- 녹차: 탄닌 성분과 엽록소, 섬유소를 풍부하게 갖고 있어 암세포의 증식을 억제하는 효능이 있다. 녹차의 사포닌 성분 역시 면역력을 높여준다.

- 운지버섯: 운지버섯에 들어 있는 다당은 면역을 증강시키는 효과가 커서 일본에서는 의료보험으로 처리될 만큼 암 환자들의 보조 치료제로 많이 사용되고 있다. 동물실험에서 운지버섯의 다당을 복강 내에 투여한 결과, 암세포 억제율이 70% 이상으로 높게 나왔으며 종양에 걸린 생쥐의 생존율이 77% 연장되었다. 또한 종양형성 억제율이 80%에 달했으며 종양세포에 대한 식세포의 살상력도 증가한 것으로 나타났다.

- 영지버섯: 암세포를 생쥐에 이식한 후 영지다당을 주사하거나 복용하게 한 실험 결과, 암세포 증식이 억제되고 면역이 증강되는 효과가 나타났다. 영지의 주요 유효성분은 영지다당(GL-B)이다. 영지는 간과 위장을 보호하고 뼈와 위를 튼튼히 하며 신경을 안정시킨다. 위암, 백혈병, 식도암, 폐암, 해소,

천식, 소화불량, 간염, 만성 기관지염에 주로 사용한다. 실험 결과, 생쥐의 육종암에 대한 억제 작용을 보이며 복강주사 시 억제율은 83.9%였다.

- **상황버섯**: 위암, 식도암, 십이지장암, 결장암, 직장암 등 소화기 계통의 암 그리고 간암 수술 후 화학요법을 병행할 때 면역 기능을 높인다. 자궁 출혈이나 대하, 월경불순, 장 출혈에도 효과가 있으며 오장 기능을 활성화하고 해독 작용을 한다. 상황버섯 추출물은 암을 치료하고 예방하는 것은 물론 만성 간염을 포함하는 바이러스성 질환을 치료한다고도 알려져 있다. 그 밖에도 상황버섯은 항산화 효과로 노화를 방지하며 환자가 복용할 경우, 항암 치료에 의한 부작용도 줄일 수 있다. 상황의 자실체에 있는 다당은 이미 발병한 암세포에 대해서는 면역력을 높여 암을 치료하며 정상적인 사람에게는 면역을 증강시켜 암을 예방할 수 있게 한다.

- **동충하초**: 겨울에는 벌레였다가 여름에는 풀이 된다고 하여 '동충하초(冬蟲夏草)'라는 이름이 붙여진 신기한 버섯이다. 동충하초는 비장의 면역 기능과 쿠퍼세포의 식작용, T세포의 작용을 증강하는 효과가 있다. 쥐를 이용한 실험에서 폐암과 유선암의 억제율이 높은 것으로 드러났다.

단백질과 지방 섭취의 원칙

암 환자의 식이요법에서 중요한 것은 적절한 단백질 섭취다. 우리가 주식으로 섭취할 수 있는 현미에도 양질의 단백질이 많이 들어 있지만 버섯이나 콩류에는 특히 단백질이 많이 들어 있다. 버섯 요리와 청국장, 비지, 두부 등 콩을 이용한 요리가 식물성 단백질을 섭취하는 최고의 방법이다.

대부분 동물성 음식은 나쁘다고 생각하는 사람들이 많은데 동물성 단백질의 공급도 중요하다. 이때 중요한 원칙은 동물성 지방의 섭취를 최소화하는 것이다. 우리가 일반적으로 많이 알고 있는 등푸른 생선은 지방이 많아 암 환자의 식사로 이용하기에 약간 무리가 있다. 특히 간암, 췌장암, 담낭암, 담도암 등 지방 분해와 관련된 장기에 암이 발생한 경우, 또는 항암 치료 등으로 간 기능이 손상을 입은 경우라면 동물성 지방의 섭취를 제한하는 것이 중요하다.

모든 말기암 환자는 동물성 단백질을 좀 더 제한할 필요가 있다. 이들은 철저히 식물성 단백질로만 공급해주어야 한다. 가급적 흰살 생선을 이용하는 것이 좋다. 소화력이 좋고 건강한 암 환자는 유황오리, 참복, 대구탕, 전복, 황태, 미꾸라지, 연어, 꽃게탕, 간장게장 등으로 다양하게 단백질을 섭취할 수 있다.

암 환자의 경우 고른 영양 섭취가 중요하지만 동물성 지방의 섭취는 적절하게 제한할 필요가 있다. 견과류에는 지방의 함량이 상대적으로 매우 높아서 암 환자가 섭취하기에는 적절하지 않은 음식이다. 게다가 견과류 대부분이 국내에서 생산되지 않고 외국에서 수입되는 경우가 많은데 유통기한이 길다 보면 불포화지방이 산화되기 쉽다. 불포화지방이 암 환자에게 언제나 좋은 것은 아니다. 불포화지방이라도 산화되면 치명적인 과산화지질로 변하는데 이것은 활성산소보다 무서운 물질이다.

과산화지질은 활성산소가 지질과 반응해서 만들어진 물질이다. 활성산소는 몸에서 만들어진 뒤에 비교적 쉽게 사라지는데 반해, 과산화지질은 신장에서 체외로 배설되지 않고 오랫동안 몸 안에 머물면서 조직이나 장기 또는 세포 내부로 천천히 침투하여 세포를 손상시키고 파괴하면서 질병을 일으킨다.

활성산소가 생체에 미치는 실질적인 해독은 활성산소 자체에 의한 독보다는 활성산소가 지질과 반응해서 만들어진 과산화지질이 더 많은 해독을 미친다. 이런 사실도 모른 채 유통기간이 지난 견과류를 먹는다면 건강에 도움이 되기는커녕 오히려 해로울 수도 있다.

수입 견과류보다는 유기농으로 재배된 국산 참깨나 들깨를 구해서 그때그때 볶아 먹는 것이 훨씬 좋다. 유기농 참기름과 들기름을 조리에 이용하는 것도 훌륭한 방법이다. 들깨죽이나 국의 형태로 섭취한다면 더할 나위 없이 좋다. 압착 올리브유, 포도씨유 등도 양질의 불포화지방이지만 원칙적으로 오래된 기름은 사용하지 말아야 한다.

암의 치료에 도움이 되는 다양한 음식들을 섭취할 때 가장 기본적으로 지켜야 할 것은 식사 시간에 맞춰서 규칙적으로 먹어야 한다는 점이다. 밥을 먹을 때는 천천히 오래 씹어 먹고 과식하지 않도록 한다. 하루에 한 끼 정도는 다양한 종류의 죽이나 과일, 야채, 감자, 고구마를 먹는 것이 좋으며 식후 한 시간 30분부터 다음 식사 한 시간 전까지 물이나 생강차, 녹차, 허브차를 충분히 마시는 것이 소화력 향상에 도움이 된다.

생명 에너지 가득한
유기농 제철 음식

유기농 채소란 농약을 사용하지 않고 재배한 채소를 말하지만, 현실적으로 완전한 유기농 식품을 구하기는 매우 어려운 일이다. 유기농 식품을 재배하기 위한 기본적인 전제 조건으로 우리 주변의 물과 땅과 공기가 오염되지 않아야 하고 무엇보다 씨앗이 오염되지 않아야 하기 때문이다.

텃밭에 직접 농약이나 비료 없이 채소를 재배한다고 해도 씨앗 자체가 이미 오염된 경우에는 완전한 유기농 식품이라고 할 수 없다. 따라서 자연친화적인 천연 퇴비를 사용하여 비타민과 무기질, 섬유소가 풍부한 채소를 생산하기 위해서는 꾸준한 노력이 필요하다.

우리는 흔히 벌레 먹은 채소와 과일들을 싫어한다. 벌레 먹었다는 자체가 어떤 병에 걸린 것처럼 생각하는 경우도 있다. 그러나 벌레는 자연이 물려준 지혜로 살아가고 있다. 벌레는 몸에 해로운 것이나 독성이 든 것을 절대 먹지 않는다. 따라서 역설적인 이야기지만 벌레가 먹는 음식은 인간에게도 안전하고 검증된 음식이라고 할 수 있다.

앞서 말했듯이 현실적으로 완벽한 유기농 채소를 섭취한다는 것은 힘든 일이므로 가능한 한 자연친화적인 음식을 먹도록 한다. 이런 음식들은 자연 상태에서 병들지 않는다는 특징을 갖고 있다.

쑥과 달래, 냉이, 마늘, 양파, 취나물, 돌나물, 머위, 민들레, 명화, 비름 버섯 등은 비타민과 미네랄이 풍부하고 피를 맑게 하며 면역력을 높이고 항염증, 항균, 항암 작용이 뛰어난 식품으로서 자연 상태에서 병들지 않는다.

다시 한번 강조하지만 벌레 먹은 과일이나 채소를 먹자. 벌레는 자연 상태에서 잘 익은 것만 먹고 맛있는 것부터 먹으며 썩은 것은 절대 먹지 않는다. 또 독이 있는 음식은 절대 먹지 않는다.

다음으로 중요한 것은 제철 음식을 먹어야 한다는 것이다. 사람에게 어떤 영양분이 필요한가 하는 것은 그가 살고 있는 땅과 환경에 의해 좌우된다. 몸이 요구하는 최고의 영양분은 그 사람이 살고 있는 땅에서 나고 자라는 식물이다.

자연과 인간은 둘이 아닌 하나의 공동생명체이다. 자연은 가장 적절한 순간에 우주의 기운을 가장 충실하게 머금고 있는 음식을 인간에게 제공해준다. 바로 이것이 제철 음식으로서 사시사철 제때 나오는 음식이야말로 질병을 예방하고 치료해주는 천연의 면역제이며 항암 치료제라고 할 수 있다.

요즘은 대형 마트에 가면 1년 내내 거의 모든 종류의 채소나 생선을 구할 수 있어서 어느 것이 제철을 맞아 나온 것인지 헷갈리는 경우가 많다. 그러나 제철 식품은 아무래도 공급량이 늘어나기 때문에 다른 철에 비해 비교적 저렴한 가격으로 공급되는 경우가 많다. 제철 음식을 주로 이용하면 저렴하게 건강을 챙기는 일석이조의 효과를 누릴 수 있다.

항암탕으로
면역력을 높여라

항암탕은 우리 몸의 건강 상태를 유지하고 극심하게 소모되기 쉬운 암 환자의 체력을 회복시켜준다. 또한 우리 몸의 면역력과 저항력, 자연치유력을 증강시키며 체내에 축적된 공해 물질이나 발암물질, 방부제, 농약 등의 독성을 정화하고 피를 맑게 하여 혈액순환을 원활하게 해준다.

항암탕은 암세포를 소멸시키고 암세포의 성장과 전이를 막아주는 약재들로 만들어진다. 한마디로 '암을 예방하고 치료하는 탕약'이다. 이 항암탕은 독 풀기, 기운 돋우기, 해암 등 3대 치료 원리를 기반으로 암 환자의 병명, 병의 경중, 병의 전이 여부, 수술 여부, 항암 치료 여부, 기타 통증이나 복수, 기침 등의 제반 증상과 체질에 따라 처방 내역이 달라진다.

항암탕에는 마늘, 대파, 석룡자, 감초, 금은화, 포공영, 맥아, 공사인, 황기, 감활, 백출, 강황, 토복령, 상기생, 삼백초 등 50가지가 넘는 약재가 개인에 따라 다르게 처방되어 사용된다.

항암탕은 매우 전문적인 분야이기 때문에 집에서 끓여 먹기가 힘들지만 요즘은 보통 사람들도 시장에서 한약재를 사서 차를 끓여먹는 경우가 많은 것 같다. 참고로 좋은 약재를 선별하는 방법을 소개한다.

약재를 고르는 요령 가운데 중요한 것은 오래 묵은 약재를 피하는 것이다. 약재에 따라 오래 묵은 것이 좋은 경우도 있지만 대부분 곰팡이가 피거나 부패되어 약효도 없을 뿐만 아니라 심지어 몸에 해로울 수도 있다.

또한 냄새를 맡아서 순수 약재 향 외의 다른 냄새가 나는 것은 좋지 않다. 국산과 수입산 약재 중 가능하면 국산 약재를 쓰는 것이 효과적이며 외관상 보기에 좋은 것을 구하되 표백 등 약품처리된 것은 피하는 것이 좋다. 자연산 약재와 재배 약재 중에서는 자연산이 효과가 좋다.

항암탕을 보관할 때는 냉장고 또는 서늘한 그늘에 두고, 보존 기간이 30일 경과할 때마다 약을 봉지째 물에 넣고 끓이되, 끓기 시작한 후부터 불을 줄이고 20~30분간 끓인 후 보관한다.

〈항암탕, 이렇게 복용하자〉

 암 환자는 대개 체력과 소화력이 많이 떨어져 있으므로 아무리 좋은 약이나 음식이라도 처음부터 많은 양을 섭취하면 오

히려 해로울 수 있다. 몸에서 받아들일 수 있도록 점차적으로
복용량을 늘려야 한다.

- 처음에는 1회에 밥숟가락으로 반 숟갈씩 복용하기 시작해서
  소화불량, 복통, 설사 등의 이상이 없으면 점진적으로 양을 늘
  려가며 최고 반 봉지까지 복용한다. 단, 8~14세까지는 성인의
  절반을, 7세 이하는 성인의 4분의 1 정도로 알맞게 조절하여
  복용한다.
- 약물 복용 중 복통, 오심, 구역질, 설사 등의 소화장애가 나타
  날 경우 일단 복용을 중단하고 정상적인 소화 기능을 되찾은
  뒤에 복용한다. 체력과 소화력 등을 감안하여 하루 1~3봉 범
  위 내에서 복용량을 조절한다.
- 소화력이 떨어지는 환자 및 어린이가 처음 복용하는 경우 약
  물을 물에 적당히 희석해서 복용한다.
- 약물이 정상적으로 흡수된다면 1~2일째는 하루에 한 봉지를
  6~7회 복용하고, 3~5일째는 하루에 두 봉지를 6~7회 복용,
  6일 이후부터는 하루 서너 봉지를 6~7회 복용한다.

단 약을 복용하는 기간에 반드시 주의해야 할 사항이 있다.
우선 냉수, 빙과, 탄산음료, 지나친 과일 섭취 등 위와 장을
차게 하는 음식을 피한다. 돼지고기, 닭고기, 밀가루 음식, 튀
김 등 소화력을 떨어뜨리는 음식도 마찬가지다. 또 고추, 겨
자, 후추 등의 자극적인 음식을 과하게 섭취하지 않고 술, 커
피, 홍차, 라면 등 인스턴트식품의 섭취나 흡연을 삼간다.

암세포의 성장을
돕는 물질을 피하자

우리 주변에는 암의 치료를 돕기는커녕 암세포를 빠르게 성장시키는 먹을거리들이 많이 있다. 특히 우리가 별 생각 없이 즐겨 먹는 음식 가운데 대표적인 것이 설탕이다. 빵, 과자류, 탄산음료, 가공식품류에는 대부분 정제된 설탕이 들어간다. 그것도 생각하는 것보다 상당히 많은 양이 들어간다. 이런 정제된 단순 당은 암세포가 좋아하는 대표적인 영양물질이므로 피해야 한다.

당과 관련해서 알아야 할 것이 인슐린이다. 일반적으로 암 환자에게 적게 먹을 것을 권유하고 있는데 과식을 하면 인체는 갑자기 높아진 혈당을 정상 수준으로 조정하기 위하여 인슐린을 분비하게 된다. 연구에 의하면 혈액 중에 인슐린의 양이 많은 사람에게서 암이 많이 발생하며 또한 암 환자의 대부분이 혈액 중에 인슐린이 과다하게 존재한다고 알려져 있다.

인슐린은 혈액 중에 있는 당 관련 영양분을 세포 속으로 넣어주는 역할을 한다. 다시 말하면 암세포가 인슐린을 통해 혈액으로부터 자신에게 필요한 영양분 특히 당분을 빨아들이는 것이다. 이것이 바로 암 환자들에게 과식을 피하라고 하는 이유다.

그러나 당의 원료가 되는 탄수화물의 섭취를 마냥 줄일 수만은 없는 일이다. 탄수화물은 건강한 세포들이 가장 많이 이용하는 영양분이다. 그러므로 소식을 하되, 탄수화물을 식이섬유가 있는 채로 섭취하여 혈당이 천천히 상승하도록 해야한다. 또한 건강한 세포들은 당을 이용할 때 비타민과 효소, 미네랄과 함께 이용하므로 이들을 충분히 섭취할 수 있도록 식단을 짜야 한다.

두 번째로 소금 또한 암세포가 매우 좋아하는 물질이다. 소금은 학자나 의사들 사이에서도 유해 여부를 두고 많은 논란거리가 되고 있는 것이 사실이다. 일반적으로 일본과 한국에서 유난히 위암이 많은 이유는 소금 때문이라고 알려져 있다. 독일과 유럽의 연구에서도 짠 음식을 좋아하는 사람에게서 위암이 많다는 연구 보고가 있다.

그러나 위암이 발생하는 가장 중요한 이유는 소금 자체의 문제가 아니다. 정제염이 문제인 것이다. 천일염으로 음식과 국의 간을 맞춘다면 오히려 건강에 도움이 될 수도 있다. 우리 인체는 반드시 일정량의 소금을 필요로 하기 때문이다. 천일염 대신 죽염을 사용하면 암의 치료에 도움이 되는데 죽염은 체액을 건강하게 만들어 암을 이길 수 있는 상태로 만들어 준다.

세 번째, 동물성 지방의 섭취를 줄여야 한다. 동물성 지방이 유방암, 직장암, 대장암, 췌장암을 악화시킨다는 연구 결과가 많이 나와 있다. 이것은 인체의 신진대사를 이해할 때 지극히 당연한 결과다. 다른 종류의 암에 대해서도 암이 많이 진행될수록 동물성 지방이 암의 진행을 촉진시킨다고 알려져 있다.

특히 최근에 큰 이슈가 되고 있는 환경호르몬이 지방에 쌓인다는 점을 주목할 필요가 있다. 따라서 동물성 지방을 많이 섭취하면 환경호르몬이 축적될 기회를 주게 되는 셈이다. 대개 환경호르몬은 공산품에 많이 들어 있다고 생각하기 쉬운데 요즘은 환경오염으로 인해서 본래 건강에 좋은 것이 오히려 해가 되는 경우도 있다. 특히 우리가 즐겨 먹는 멸치에 환경호르몬이 많이 축적되어 있다는 사실은 커다란 충격이 아닐 수 없다.

암 환자는 동물성 지방의 섭취를 가급적 제한해야 한다. 피치 못하게 동물성 지방을 섭취해야 하는 경우라면 지방의 분해와 배출을 돕는 식이섬유가 많이 들어 있는 파, 마늘, 무, 양파, 김치 등을 함께 섭취하도록 한다.

네 번째는 알코올이다. 알코올은 직장암, 유방암, 간암, 위암과 관련이 있는 것으로 보고되고 있다. 알코올 자체가 암의 유인인자는 아닐지라도 암 환자가 알코올을 섭취하게 되면 정상 세포의 대사와 면역을 억제할 수 있다. 특히 암 진단을 받았음에도 불구하고 자주 과량의 알코올과 동물성 지방을 섭취하고 있다면 당연히 보통 이상의 스트레스를 받고 있는 사람일 가능성이 높다고 할 것이다. 알코올은 간 대사에 영향을 준다. 간 대사에 영향을 받으면 소화 관련 기관의 기능이 영향을 받게 된다. 또한 소화기관의 점막 면역력에도 영향을 미친다.

다섯 번째, 흡연은 모든 암 발생 원인의 45%를 차지하고 있을 정도로 대표적인 발암물질이다. 특히 구강암, 후두암, 폐암, 방광암과는 깊은 연관이 있다. 암이 치유되고 건강하게 살기를 진정으로 바란다면 금연은 불가피한 선택이다.

금연을 결심할 때 많은 사람들이 차차 흡연량을 줄여나가는 방법을 고민하지만 그런 방법은 없다. 모든 중독성 습관은 차차 줄이는 방법으로는 효과가 없다는 것을 기억하자. 힘들어도 단번에 끊어야 한다. 비록 금단 증상이 있을 수 있지만 두려워하지 말고 마음으로 금연을 받아들였다면 지금 당장 실천해야 한다.

금단 증상에 적극적으로 대처하겠다는 마음이 든다면 의외로 큰 어려움 없이 금연할 수도 있다. 자신의 금연 의지를 밝히고 주변 가족에게 도움을 청하자. 가족이나 지인들과 함께 운동을 하는 등 새로운 활동적인 취미에 집중하는 것도 도움이 될 것이다.

여섯 번째, 스테로이드호르몬이다. 현재 스테로이드호르몬은 너무 만연되어 사용되고 있다. 아토피를 비롯한 각종 피부 질환, 천식, 관절염을 비롯한 각종 통증질환, 교원병(만성 관절류머티즘, 류머티즘열, 피부근염, 경피증, 다발성 동맥염 등), 다발성 경화증, 식욕부진, 폐렴, 백혈병, 기타 자가면역성 질환 등 여간해서 치료하기 힘든 질환에는 거의 항상 스테로이드가 처방된다고 보면 된다.

스테로이드 성분이 들어가면 우리 인체의 민감한 증상들이 대부분 소멸되거나 견딜 만하게 줄어든다. 그러므로 환자들의 주요 증상과 고통을 경감시켜야 유능한 의사로 인정받을 수 있는 현실에서 스테로이드 처방에 대한 유혹을 뿌리치기는 어려울 것이다.

환자들은 강하고 독한 약물이 몸을 치료할 수 있다고 굳게 믿고 있으며 치료를 위해서라면 독한 부작용이라도 얼마든지 감당할 준비가 되어 있는 것 같다. 특히 우리나라 사람들은 성격이 급해서 그런지 독한 약을 써서라도 빨리 병을 호전시키려고 하는 경향이 유난히 강하다. 그 독한 약에 주로 쓰이는 처방이 부신피질 스테로이드호르몬이다.

이 호르몬은 항암 치료나 방사선치료를 하는 암 환자에게도 많이 쓰인다. 특히 뇌암인 경우 대량 요법으로 처방할 수밖에 없다. 그러나 의사라면 모두가 스테로이드호르몬의 부작용을 잘 알고 있다. 그 가운데에서도 무엇보다 문제가 되는 것은 암에 대한 방어망을 무너뜨린다는 점이다.

한 예로 스테로이드의 일종인 여성호르몬을 장기 복용할

경우 세포의 성장과 분열에 관여하는 유전자에 돌연변이가 생길 수 있다는 논문이 영국의 국립암연구소에서 발표되어 전 세계의 산부인과에서 여성호르몬의 처방이 중지된 적이 있다. 그 과정에서 에스트로겐 단독 처방이 거의 사라지고 프로게스테론과의 병행 처방이 주를 이루고 있다. 그 이유는 호르몬의 편중이 유전자를 변화시켜 유방암, 자궁암, 난소암, 전립선암 등 호르몬 관련 질환들을 유발시킨다는 사실을 알기 때문이다.

운동선수들에게도 경기력을 향상시키기 위해서 스테로이드호르몬이 많이 사용되는데 아나볼릭스테로이드를 복용하면 경기력이 향상되고 근력이 강화되는 효과를 볼 수 있다. 하지만 반복해서 사용하면 그 부작용으로 근육이 오히려 위축된다. 이처럼 호르몬은 병의 치료 등에 빠른 효과가 있는 반면 장기적으로 사용할 때에는 부작용을 동반한다.

대부분의 환자들은 병을 빨리 낫게 하고 당장의 불편을 해소하기를 원하지만 빠른 효과는 반드시 부작용을 수반한다는 사실을 기억하자. 또한 무조건 불편한 증세를 해소하려 드는 것보다 그러한 증세가 나타나는 근본 원인을 찾아야 한다. 어떤 의미에서는 안 좋은 증세가 잘 발현되도록 적극적으로 도와야 한다고 말할 수도 있다. 대체요법이든 전인 치유 과정이든 증상을 무시한다면 올바른 치료법이라고 할 수 없다. 반드시 그 증상에 대하여 감사하고 그 증상을 일으켰던 원인을 찾아내야 한다.

겉으로 드러나는 증세를 개선하는 데에는 자연적인 방법을 사용해야 한다. 불편하다고 해서 급하게 증세를 줄이기보다는 몸에게 감사하고 사랑하는 마음으로 몸이 필요로 하는 만큼 도와야 한다. 당장의 생각과 감정에 사로잡히면 이 과정은 불가능하다.

가령 심한 기침이 이어질 때 일시적으로 기침을 멈추게 할 수는 있겠지만 그렇게 하면 기침을 하게 만드는 근본 원인을 찾기가 어려울 것이다. 따라서 몸의 증세를 금방 해결하려는 의사보다는 몸이 보내는 표시를 잘 읽고 몸의 요구에 순응하며 도움을 줄 수 있는 한방요법 전문가나 자연요법 전문가의 도움을 받기를 권하고 싶다.

일곱 번째, 곰팡이류가 위암과 간암을 촉진한다는 연구 보고가 있다. 곰팡이류가 만들어내는 독소를 아플라톡신이라고 하는데 이것은 암 환자들이 많이 섭취하는 콩류와 버섯류에 많이 생긴다. 그러므로 음식의 유통기한을 잘 살피고, 상한 음식이 있으면 아까워하지 말고 버려야 한다.

음식은 잘 상한다. 음식이 안 상한다면 진짜 이상한 일이다. 당연히 잘 보관하는 방법을 터득하는 것이 지혜로운 일일 것이다. 그러나 아무리 잘 보관해도 조금씩 산화가 일어나게 마련이므로 음식을 잘 보관하기보다는 조금 번거롭더라도 신선한 식품을 소량씩 구매하여 즉시 먹는 것이 좋다.

대형마트에 가서 한꺼번에 식품을 사기보다는 2~3일에 한 번씩 장을 봐서 신선한 식품을 구입하기를 권한다. 일반 매장과 유기농 매장을 돌면서 식품의 뒷면에 표기된 첨가물 종류를 확인하고 보존 기간의 차이도 잘 살펴보자. 아마 확실한 차이를 발견할 수 있을 것이다. 자신의 몸을 위해 정성과 주의를 기울여서 최고의 식재료를 고르는 것만으로도 몸은 행복해질 것이다.

얼마 전에 한 패스트푸드점의 햄버거가 몇 년이 지나도록 썩지 않았다는 내용의 프로그램이 TV에 방송된 적이 있다. 참으로 놀라운 일이 아닐 수 없다. 물론 이것은 극단적인 사례겠지만 장기 보존이 가능한 식품은 되도록 피해야 한다. 음식은 빨리 부패하는 것이 정상인데 보존 기간이 길다는 것은 화학적 성분이 많이 들어갔다는 것을 의미하기 때문이다.

패스트푸드점에서 파는 식품들은 유통기한이 일주일 이상 되는 경우가 많다. 방부제와 산화방지제 등의 식품첨가물로 부패를 방지하기 때문이다. 만일 상온에서 일주일이 지나도록 곰팡이가 생기지 않는 빵이 있다면 문제가 있다고 보아야 한다.

과자류나 육류 가공품의 유통기한은 더욱 길다. 여간해서는 부패하지 않는 것 같다. 그 이유는 훨씬 더 많은 식품첨가제가 들어가기 때문일 것이다. 식품 뒷면의 라벨을 보면 수십 종의 식품첨가제가 한 가지 제품에 첨가되었다는 사실을 확인할 수 있다.

앞서 암세포의 성장을 돕는 여러 음식물에 대해 알아보았다. 일상생활에서 이런 발암물질이 들어 있는 식품을 자주 접하지 않도록 노력해야 한다.

암을 예방하고 억제하기 위한 가장 간편한 방법 중의 하나는 적극적으로 비타민을 챙겨 먹는 것이다. 비타민은 모든 암을 억제하는 데 유용한 필수 영양성분이다.

비타민 A는 피부암, 유방암, 폐암을, 비타민 B2는 식도암을, 폴린산은 자궁경부암, 직장암, 대장암을, 비타민 C는 위암을, 베타카로틴은 식도암, 위암, 폐암, 직장암, 대장암을 그리고 비타민 E는 후두암, 식도암, 위암을 예방하는 효과가 있다고 알려져 있다.

평소에 자주 먹는 음식이나 생활 습관을 살펴보면 어떤 병에 걸릴 위험이 높을지 예측할 수 있다. 모든 일이 마찬가지지만 특히 병에 걸리는 데 있어서 원인 없는 결과가 어디 있겠는가? 평소에 내가 먹은 음식이나 약물을 살펴보고 최근에 어떤 환경에서 지냈는지, 그리고 어떤 마음 상태로 지냈는지 살펴보면 그 안에서 병의 원인을 찾을 수 있을 것이다. 이처럼 자기 자신을 잘 살피는 것이 곧 스스로의 몸을 지키는 방법이라는 것을 기억하자.

체액의
산성화를 막아라

사람의 체액은 약알칼리성으로 pH 7.35~7.45 정도를 유지하며, 인체 내의 효소는 체액이 pH 7.4 정도일 때 최적으로 반응한다. 만일 pH가 7.35로 떨어지면 효소의 기능이 갑자기 10% 이상 저하된다.

이런 상태가 오래 지속되면 우리 몸에서는 신진대사가 비정상적으로 일어날 수밖에 없다. 불을 피울 때 충분한 산소가 공급되지 않으면 그을음이 생기고 잘 타지 않듯이 우리 몸의 화학공장에서도 불완전대사의 산물이 쌓이게 된다. 이것들이 모두 오염원으로서 발암물질이 된다.

인체는 항상 정상 pH를 유지하기 위해 노력한다. 생존을 위해 절대적으로 필요하기 때문이다. 만약 사람에게 칼슘이 공급되지 않으면 체액은 산성화될 수밖에 없다. 체액을 알칼리로 유지하는 것은 칼슘을 비롯한 무기질의 몫이다.

그런데 과거에 비해 현대인들은 적정 pH를 지키기가 매우 어려워졌다. 일반적으로 단당류를 섭취하거나 대기 중에 공기오염 물질들이 많아지면 체액은 산성화된다. 최근에는 환경호르몬, 중금속, 동물성 불포화지방산 그리고 과다한 활성산소가 산성화를 촉진하는 것으로 밝혀졌으며, 극심한 스트레스를 받을 때도 스트레스 호르몬이 배출되어 체액이 산성화된다.

더군다나 현재 우리의 먹을거리는 체액을 강하게 산성화시키는 것들이 주류를 이루고 있는 형편이다. 예를 들어 다량의 설탕을 첨가한 요구르트와 과자류, 탄산음료, 초콜릿, 아이스크림 등과 더불어 감자칩, 알코올, 덜 익은 과일, 식용유, 육류 지방, 튀김 음식, 훈연 제품, 숯불고기, 밀가루 식품을 비롯한 인스턴트식품 등이 그것이다.

이런 음식을 자주 먹는 식습관이 몸에 배면 웬만해선 입맛을 바꾸기 힘들다. 또 이런 환경과 먹을거리에 익숙해질수록 다음 세대는 암보다 더한, 심각한 돌연변이종을 만날 가능성이 높다.

인간의 노화 원인 중 하나가 인체의 산성화와 관련이 있다. 인체는 약 60조 개의 세포로 이루어져 있는데 각각의 세포가 왕성하게 살아 움직여야 건강한 몸을 유지할 수 있다. 세포들은 면역 작용을 통해 각종 세균으로부터 몸을 보호한다.

현대인들은 신진대사를 위한 대부분의 영양소를 산성 식품에서 얻고 있다. 따라서 산성 체질이 되는 것을 예방하기 위해서는 알칼리성 식품을 많이 섭취하는 것이 좋다.

알칼리성 식품은 해조류, 시금치 등의 엽채류, 사과 등의 과일류, 호박, 감자 등에 조금씩 존재한다. 또한 산성화를 막아주는 알칼리성 물을 많이 마시는 것이 좋다.

농약에 대해서
제대로 알자

식품과 관련해서 사람들이 가장 많이 걱정하는 것은 대개 과일이나 농작물에 묻은 농약이나 수확물을 보호하는 화학물질일 것이다. 농약은 볍씨의 싹을 띄우기 위해 소독제를 쓰고 모판에는 비료와 농약을 함께 친다. 화학비료는 잡초도 키워내기 때문에 제초제를 같이 뿌려줘야 한다. 모내기 후에도 대여섯 차례 밑비료, 웃비료, 이삭비료 등을 사용하고 더불어 농약도 필수로 뿌려줘야 한다.

화학비료로 인해 땅의 지력이 약해지면 한여름의 병충해는 더 기승을 부리고, 그 종류를 헤아리기도 어려울 정도다. 벼멸구, 이화명충, 잎도열병, 이삭도열병, 잎집무늬마름병 등의 수많은 병해충을 물리치기 위해서는 무려 15~17가지의 농약이 필요하다.

농약은 사용 목적에 따라 살충제, 살균제, 제초제 등으로 나뉘며 제조 성분에 따라 유기염소제, 유기인제, 유기수은제, 유기비소제, 카바마이트제 등으로 나뉜다.

그중에서도 엔도설판은 토양살충제인 유기염소제로서 강한 잔류 독성을 지니고 있다. 엔도설판은 지용성이기 때문에 몸속 지방조직에 쌓여 만성 중독증을 일으킨다. 또한 피부로 흡수되어 중추신경 장애나 소뇌(小腦) 이상을 초래하기도 한다.

이 농약은 배추, 오이, 대파, 시금치 등에 광범위하게 쓰인다. 또 유기인화학물을 주체로 한 농약들은 벼의 종자 소독과 진딧물 방제, 사과·배·감 등의 병충해 방제에 쓰이는데, 잔류 독성이 약하기는 하나 농민들의 급성 중독증의 주범이다. 이 농약에 중독되면 주로 복통, 설사, 구토증이 나타나며 심할 경우 뇌신경 장애와 호흡 곤란으로 인한 질식사를 유발해 24시간 안에 사망할 수도 있다.

마지막으로 유기수은제, 유기비소제는 중금속을 함유하고 있으며 벼의 해충을 방제할 목적으로 쓰이는데, 침투성이 좋아 작물과 생태계, 인체 내에 축적되고 분해되지 않는 성질이 강하다. 또한 카바마이트계 농약은 동물실험 결과 기형을 유발하는 것으로 밝혀졌다.

그렇다면 농약은 왜 인간에게 이처럼 위험한 것일까? 주된 원인은 잔류 독성의 위험성이다. 즉, 농토와 물에 남은 농약 성분이 식물 뿌리를 통해 사람이 먹는 부분까지 침투되거나 식물 표면 등에 부착될 수 있는 것이다. 잔류되는 독성은 농약 성분 그 자체일 수도 있고, 농약 성분이 화학 변화를 일으켜 생성된 물질일 수도 있다.

잔류 농약의 치명적인 위험은 현재 전 세계를 혼란하게 만들고 있는 다이옥신으로 인해 극명하게 밝혀진 바 있다. 대표적인 환경호르몬인 다이옥식은 내분비계를 교란시킨다고 알려져 있는데 다이옥신의 원인 물질 67종 중 41종이 농약 성분이라고 한다.

농약에 노출된 먹을거리의 위험성은 물론 토양 내의 잔류 성분 때문이기도 하지만 더 큰 문제는 과육과 잎의 표면에 직접 살포되고 있다는 점이다. 과거에 사용하던 농약은 일반적으로 물에 잘 녹았지만 현재 사용되고 있는 농약의 잔류 성분은 물 세척만으로 해결되지 않는다. 농약 성분을 물로 완벽하게 씻어낼 수 없다는 점이 사람들을 농약의 위험성에 노출되게 만드는 커다란 요인이 되고 있다.

특히 침투성 살충제는 식물체 내에 흡수되어 있어 씻어도 소용이 없다. 대전시 보건환경연구원 식품분석과에서 발표한 〈섭취 방법에 따른 농산물의 잔류 농약 제거 효과〉에 의하면 채소나 과일을 물로 세척할 경우 농약의 세척율은 24~78%에 불과한 것으로 드러났다.

농약의 또 다른 문제는 생태계를 파괴한다는 점이다. 식물은 생태계가 원활하게 순환될 때 수정이 되고 열매를 맺을 수 있다. 그러나 수많은 농약의 무차별 살포로 인해 이 순환의 고리가 끊어지면 자연수정이 힘들어지므로 농민들은 생육촉진제로 강제 착과를 시킬 수밖에 없다. 식물이 제구실을 하도록 또 다른 화학물질을 사용하는 악순환이 반복되는 것이다.

돌연변이 병해충을 유발하는 점도 농약의 큰 문제다. 농약은 유해 생물뿐 아니라 유익한 생물까지 죽이므로 생태계의 자연정화 과정을 담당하는 천적의 역할을 기대할 수 없게 된다. 천적이 없는 세상에서 병해충은 농약의 독성을 이겨내며 무차별적으로 저항력을 키워 증식한다. 그 결과 갈수록 더 강력하고 많은 농약을 사용해야만 병해충을 구제할 수 있게 되는데, 이는 항생제에 대한 내항성을 가진 바이러스가 점점 더 많이 번식하는 이치와 같다.

농약으로 인해 오염된 토양이나 물은 농약을 뿌린 곳에만 머무는 것이 아니라 다양한 경로를 통해서 넓게 퍼져나간다. 이것은 인류의 먹을거리를 심각하게 훼손하는 결과를 가져온다.

본래 자연 상태의 흙은 여러 미생물과 거미, 개미, 지렁이 등이 살면서 땅을 기름지게 하고, 식물이 깊숙이 뿌리내려 잘 자라날 수 있도록 돕는 역할을 하는데, 농약의 독성과 잔류 성분은 이 역할을 방해한다.

현재 수질오염의 25%는 토양 오염으로 인한 것이라고 한다. 농약의 독성은 이처럼 농작물뿐만 아니라 수자원까지 위협하고 있는 것이다. 과일이나 채소 등을 섭취할 때 암의 위험성을 증가시키는 잔류 농약을 깨끗이 제거하는 습관을 들이도록 하자.

▶ 과일과 채소, 이렇게 먹으면 안전하다

• 채소와 과일을 깨끗한 물에 약 5분 정도 담근 후 흐르는 물에 30초 정도 비벼 씻으면 채소는 약 50%, 과일은 40% 정도 잔류 농약이 제거된다. 이렇게 물에 씻은 후에는 식초나 소금물에 10~20분 담가놓는다.

• 사과와 같은 과일은 물로 씻은 후 껍질을 벗겨서 먹도록 한다. 껍질을 벗길 경우 농약에 따라 차이가 있지만 평균 90% 정도 제거되며, 100% 까지 제거되는 농약도 있다.

• 채소는 끓는 물에 2분간 데치면 잔류 농약의 83% 정도가 제거된다.

• 양배추, 배추와 같은 엽채류는 바깥쪽의 잎을 제거하고 물로 몇 번 씻는다.

활성산소와
과산화지질의 위험성

나무를 태우면 재가 남듯이 사람의 몸은 숨을 쉬며 살아가는 대가로 활성산소를 만들어낸다. 이것은 적당량 있을 때에는 세균을 죽이거나 이물질을 녹이는 이로운 작용을 하지만 너무 많이 발생하면 우리 몸을 공격하고 세포를 손상시킨다.

활성산소가 과도하게 발생하는 원인으로는 환경오염과 각종 화학물질, 자외선, 혈액순환 장애, 스트레스 등이 있다. 활성산소는 DNA의 유전정보를 파괴하고 세포막을 붕괴시켜 돌연변이나 암의 원인이 되기도 한다. 또한 비정상적인 세포 단백질을 형성하여 생리적 기능을 저하시키고 각종 질병과 노화를 불러온다.

연구에 따르면 현대인의 질병 중 약 90%가 활성산소와 관련이 있다고 한다. 암, 동맥경화증, 당뇨병, 뇌졸중, 심근경색, 간염, 신장염, 아토피, 파킨슨병 그리고 자외선과 방사선에 의한 질병 등이 그것이다.

물론 이러한 질병들이 단 하나의 원인으로만 생긴다고 할 수는 없을 것이다. 그러나 활성산소를 줄이면 질병을 예방하는 데 도움이 된다. 활성산소를 줄일 수 있는 효과적인 항산화물에는 비타민C, 비타민E, 요산 등이 있다.

건강에 관심 있는 사람들은 대부분 활성산소에 대해 많이 들어보았을 것이다. 그러나 과산화지질에 대해서는 아직 잘 알려지지 않은 것 같다. 과산화지질은 불포화지방산이 산소를 흡수할 때 산화되어 생성된다.

체내에 있던 불포화지방산이 산화되어 과산화지질이 증가하면 피부 탄력을 좌우하는 섬유가 취약해져 주름살이 생기거나 색소 침착을 일으키는 등의 피부 노화 현상이 촉진되고 동맥경화와 간질환 등이 유발된다. 따라서 고기, 생선, 계란과 같은 산성식품 또는 과산화지질이 함유된 건어물이나 유통기한이 오래된 가공식품 등의 섭취를 줄일 필요가 있다.

간혹 들기름이나 식용유를 밖에 보관한 뒤에 장시간 지나면 전 냄새가 난다고 표현하는데 이것을 기름이 산패되었다고 말한다. 산패란 술이나 지방 등이 산소나 빛, 열, 세균, 효소 등에 의해 산성화되어 불쾌한 냄새가 나고 맛이 나빠지는 것을 말한다.

산패된 지방은 과산화지질을 만들어내는 주범인데 여기에 노출되어 있는 식품으로는 치킨과 같은 기름에 튀긴 음식들, 기름이 묻어나오는 튀긴 과자류, 구운 김, 각종 튀김과 무침류 등이 있다. 이들은 산패를 촉진하는 모든 조건을 갖춘 식품이므로 가급적 먹지 않는 것이 좋다.

다행히도 우리 몸에는 활성산소를 무해한 물질로 바꿔주는 항산화효소가 있다. 이처럼 몸속에서 자체적으로 기능하는 효소 이외에 키위나 양배추 등 각종 채소에 많은 비타민C, 해바라기씨 등의 견과류에 많은 비타민E, 당근이나 호박, 토마토에 많은 베타카로틴, 해산물에 함유된 셀레늄 등이 항산화를 돕는 영양소이다.

가공식품에 함유된
식용색소를 조심하라

콜타르나 석유에서 합성되는 식용색소는 오랜 기간에 걸쳐 논란거리가 되고 있다. 지금까지 동물실험을 통해 부작용이 확인된 많은 식용색소들의 사용이 금지되어왔다. 그러나 현재 사용이 승인되어 있는 아홉 개의 식용색소에 관해서도 부작용에 관한 문제가 속속 알려지고 있다.

영국 정부는 2009년 말까지 대부분의 식용색소 사용을 중지하도록 권고하고 있고, 유럽연합에서도 2010년 7월 20일부터 인공색소가 함유된 식료품 포장재에 경고 문구를 표기하도록 하고 있다. 그래서 건강에 해로운 색소를 함유한 모든 식품 포장재에는 '어린이의 행동과 주의력에 영향을 끼칠 수 있음'과 같은 문구가 표기되어 판매된다.

이런 인공색소는 주로 색깔이 아기자기한 사탕류나 음료수에 많은데, 이것이 아이들의 알레르기나 활동항진증, 주의력

결핍을 유발할 뿐만 아니라 발암률을 높인다는 주장도 있다. 심지어 말린 과일이나 마가린, 치즈, 생선 제품에도 이러한 색소들이 사용된다. 우리나라에서 가장 대표적인 예가 먹음 직스럽게 보이기 위해 명란젓의 색을 붉게 물들이는 것이다.

유럽의 소비자보호단체는 일부 인공색소가 함유된 식품들이 인체에 유해하다는 것을 적극적으로 알리고 있으며 유기농 매장이나 건강 식품점에서 사탕류를 구입할 때 '인공색소 무첨가' 문구를 살피라고 권장한다.

현재 대부분의 식품들에는 여러 가지 색소들이 복합적으로 함유되어 있어 한 가지 색소를 섭취할 때보다 그 부작용이 더 심할 가능성도 있다. 여러 색소가 함유된 식품을 섭취할 경우 장기 손상, 기형아 유발 및 알레르기나 암 등 다양한 부작용이 유발될 수 있다고 하므로 결코 간과해서는 안 될 것이다.

▶ 인공색소의 종류

- 청색 1호: 쥐를 이용한 비공식 실험에서 신장 종양을 유발, 신경세포에 악영향을 미칠 가능성이 있다.
- 청색 2호: 뇌신경 교종과 같은 종양 유발원이므로 식용으로 사용해서는 안 된다.
- 오렌지 2호: 가공용으로는 사용되지 않고 단지 오렌지색을 내는 표면에만 사용이 승인되어 있다. 설치류를 이용한 실험에서 독성을 보이고, 방광 및 다른 기관에 종양을 유발한다.
- 녹색 3호: 수컷 쥐의 방광 및 고환의 종양을 증가시키는 것으로 알려짐. 미국 식품의약국(FDA)으로부터 안전성을 승인받았으나 더욱 구체적인 검증이 필요하다.

- 오렌지 B: 오직 소시지 껍질에만 사용하도록 승인.

- 적색 3호: 1990년에 FDA가 동물실험에서 갑상선암을 유발한다고 밝힌 뒤로 화장품이나 바르는 약품에는 사용을 금지하고 있다. 그러나 여전히 먹는 약과 식품에는 연간 20만 파운드까지 사용을 승인하고 있다.

- 적색 40호: 가장 널리 이용되는 색소로 쥐의 면역시스템에 종양을 활성화시킬 수 있다. 일부 소비자들에게 과민반응 일으킴. 아이들에게는 과잉행동장애를 유발시킬 가능성 있다.

- 황색 5호: 암 유발 화학물질에 오염되기 쉽다. 일부 사람들에게 심각한 과민반응을 유발하며 아이들의 과잉행동장애를 유발한다.

- 황색 6호: 동물실험에서 부신종양을 유발한다. 발암화학물질에 오염되기 쉬우며 과민반응을 유발한다.

내 몸을 죽이는
발암물질, 환경호르몬

최근 들어 환경호르몬의 해로움에 대해서 다양한 정보를 접했을 것이다. 환경호르몬은 동물이나 사람의 몸속에 들어가서 호르몬의 작용을 방해하거나 혼란시키는 등 내분비계를 교란시키는 물질이다. 그래서 '내분비계 교란물질'이라고도 부른다. 호르몬은 세포와 기관들 간의 정보를 주고받는 일종의 통신 역할을 하는데, 환경호르몬은 세포와 조직에 잘못된 신호를 전달하게 만들어 인체에 이상을 일으킨다.

환경호르몬은 그 화학적 구조가 생체 호르몬과 비슷하기 때문에 우리 몸속에서 마치 천연 호르몬인 것처럼 작용할 수 있다. 이것을 '모방'이라고 부르며 환경호르몬이 우리 몸의 세포와 결합해 비정상적인 생리작용을 하고 진짜 호르몬이 할 수 있는 역할을 완전히 빼앗는 것을 '봉쇄'라고 한다.

환경호르몬은 생태계 및 인간의 면역계나 신경계에 영향을 미쳐 면역성 저하, 생식기능 저하, 선천적 기형, 불임, 자궁내막증, 성장장애, 호르몬 관련 암 등을 유발하는 것으로 추정되고 있다.

수많은 화학물질 중에서 환경호르몬으로 밝혀진 것은 극히 일부분에 불과하며 대부분의 물질은 잠재적인 위험성을 지니고 있는 것으로 알려져 있다. 환경호르몬의 특성은 첫째, 쉽게 분해가 되지 않고 둘째, 수년간 우리 몸에 잔류하며 셋째로 인체의 지방과 각종 조직에 농축된다는 점이다.

대표적인 환경호르몬 물질로는 수은, 납, 카드뮴 등의 중금속, 산업용 화학물질, 살충제 및 제초제 등의 농약류, 소각장의 다이옥신류, 플라스틱 성분, 강력세척제인 노닐 페놀류, 의약품으로 사용되는 합성 에스트로겐류 및 기타 식품첨가물 등이 있다.

세계자연보호기금(WWF)에서는 DDT 등 농약 41종과 음료수 캔의 코팅 물질로 쓰이는 비스페놀A, 폐기물을 소각할 때 발생하는 다이옥신 등 67종의 물질을 환경호르몬으로 규정하고 있다. 환경호르몬에 대한 규정은 나라마다 차이가 있는데 일본 후생성에서는 143종, 미국의 경우 73종의 화학물질을 환경호르몬으로 규정하고 있다.

연구 결과 내분비장애와 관련이 있다고 보고된 물질로는 음료수 캔의 코팅 물질 등에 사용되는 비스페놀A와 농약이나 변압기절연유로 사용되었으나 현재 사용이 금지된 DDTs와 PCBs, 소각장의 다이옥신류, 선박 바닥의 방오제인 유기주석

화합물(TBT) 등이 있다. 그 밖에 합성세제의 원료인 알킬페놀과 컵라면 용기의 원료로 쓰이는 스티로폼의 주성분인 스티렌이성체 등이 환경호르몬으로 의심을 받고 있다.

이처럼 일상 속에서 흔히 접하게 되는 대표적인 발암물질인 환경호르몬의 피해를 줄이려면 어떻게 해야 할까? 우선 플라스틱 제품의 사용을 줄여야 한다. 플라스틱으로 만든 도시락이나 컵, 접시 등에 뜨겁고 기름기가 있는 음식을 담으면 환경호르몬이 나올 수 있다.

특히 아이들이 사용하는 장난감은 플라스틱이 아닌 천연목재 등으로 만들어진 것을 골라야 한다. 불가피하게 플라스틱 제품을 사용할 경우에는 재활용이 가능하고 상대적으로 안전한 폴리에틸렌, 폴리프로필렌으로 만든 제품을 선택한다. 문제는 플라스틱 분유병이 환경호르몬인 비스페놀A를 원료로 하는 폴리카보네이트로 만들어지는 경우가 많다는 점이다. 아이들을 안전하기 기르기 위해서 가장 좋은 것은 물론 모유를 먹이는 일이겠지만 불가피한 경우에는 플라스틱 대신 유리로 만든 우유병을 선택한다.

우유병과 마찬가지로 어른이 먹는 음식도 용기를 잘 살펴야 한다. 플라스틱 용기를 전자레인지에서 사용하는 일은 피해야 하며 기름기 있는 음식을 데울 때는 시중에 나와 있는 랩 대신 유리 뚜껑을 사용하는 것이 좋다.

음료수 캔의 내부 코팅제에서도 비스페놀A가 검출되는 경우가 있기 때문에 캔보다는 유리병에 담긴 음료수를 먹는 것이 좀 더 안전하다. 또한 염소표백제가 든 가정용 세정제나 위생용품의 사용을 줄여야 하며 염소제가 많이 포함된 하얀 휴지보다 표백이 덜 된 제품이 건강에 이롭다는 것을 기억하자.

대표적인 환경호르몬인 다이옥신을 피하는 조리 방법을 알아두는 것도 좋다. 다이옥신은 고엽제로 널리 알려진 화학물질로서 기형아 출생의 원인이 되며 발암성이 있다고 알려진 환경호르몬이다.

다이옥신은 지용성이기 때문에 주로 동물의 지방조직에 녹아들어 있다. 그러므로 다이옥신이 존재하는 어패류와 육류는 지방을 떼어내고 조리하는 것이 좋다. 생선은 지방이 많은 내장과 아가미, 껍질, 비늘을 제거하고 조리하며 육류는 지방이 녹는 온도(융점)를 이용해서 조리하면 다이옥신의 공포로부터 벗어날 수 있다.

또한 닭고기는 융점이 낮으므로 뜨거운 물에 데치거나 삶아 기름기를 뺀 다음 조리하고, 돼지고기나 쇠고기는 융점이 170~180℃ 정도로 높은 편이므로 두꺼운 냄비나 프라이팬에 기름을 두르고 고온에서 지져내면 기름기와 함께 다이옥신도 녹아 나오게 된다.

친환경 농산물

유기농은 유해 환경에서 자란 제품이 아니다. 그리고 화학첨
가물을 첨가하지 않은 안전한 먹을거리다. 국산 통밀, 유기농
설탕, 천연 효모, 올리브유, 놓아 키운 닭이 낳은 유정란, 국산
견과류 등이 대표적인 유기농 먹을거리다. 친환경 농산물은
외국의 경우 '오가닉organic'이라 부른다. 하지만 우리나라는 저
농약, 무농약, 전환기유기농, 유기농의 4단계를 거쳐 표기한다.

친환경 농산물 종류별 표시 방법

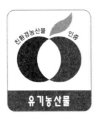

유기농산물
- 유기농산물, 유기축산물 또는 유기○○
  (○○은 농산물의 일반적 명칭으로 한다.)
- 유기재배농산물, 유기재배○○ 또는 유기축산○○

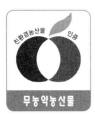

무농약농산물

- 무농약농산물 또는 무농약○○
- 무농약재배농산물 또는 무농약재배○○
- 무항생제축산물, 무항생제○○ 또는 무항생제 사육○○

비고

- 천연·자연·무공해·저공해·내추럴(natural) 등 소비자에게 혼동을 초래할 수 있는 강조 표시를 하지 않을 것.
- 토양이 아닌 시설 또는 배지에서 작물을 재배하되, 생육에 필요한 양분을 외부에서 공급하거나 외부에서 공급하지 않고 자연용수에 용존한 물질에 의존하여 재배한 농산물은 양액재배농산물 또는 수경재배농산물로 별도 표시할 것.
- 유기로 전환 중인 경우 표시문자의 뒤에 '전환기'를 표시할 것.

〈친환경 농산물 인증 제도란?〉

- 친환경 농산물 인증 제도가 있어서 소비자에게 보다 안전한 친환경 농산물을 전문인증기관이 엄격한 기준으로 선별·검사하여 정부가 그 안전성을 인증해주는 제도이다.
- 친환경 농산물은 농약과 화학비료 및 사료첨가제 등 화학 자재를 전혀 사용하지 않거나, 최소량만을 사용하여 생산한 농산물을 말한다.
- 친환경 농산물 관리 면에서 토양과 물은 물론 생육과 수확 등 생산 및 출하 단계에서 인증 기준을 준수했는지의 엄격한 품질 검사와 시중 유통 물품에 대해서도 허위 표시를 하거나 규정을 지키지 않는 인증 물품이 없도록 철저한 사후 관리를 한다.

친환경 농산물은 화학비료나 농약 등을 사용하지 않고 재배한 농산물이다. 또 인공 첨가물을 넣지 않아 신선도가 오래 지속된다고 한다.

국내 친환경 농산물 인증은 유기농산물, 전환기유기농산물, 무농약농산물, 저농약농산물로 네 종류가 있다.

암의 종류에
따른 식이요법

암 환자의 식이요법은 암의 종류나 증세에 따라 조금씩 달라질 수 있지만 기본적으로 다음과 같은 사항은 암의 종류에 관계없이 공통적으로 지키는 것이 바람직하다.

- 영양소는 내 몸의 집을 짓는 벽돌과 같은 것이다. 편식하지 않고 모든 영양소를 골고루 섭취하는 것이 좋다.
- 음식은 잘 씹어서 먹고, 과식하지 않는다.
- 음주와 흡연은 금하도록 한다.
- 매 식사에 섬유질이 풍부한 신선 채소와 과일을 섭취하여 변비를 예방한다.
- 육류는 기름이 없고 연한 것으로, 생선은 신선하고 뼈째 먹을 수 있는 것을 고른다.
- 조리 방법은 튀기는 것보다 찌는 것이 좋으며, 튀길 경우에는

오메가3가 많은 올리브유를 주로 사용한다.

- 탄 음식은 먹지 않는다.
- 비타민과 무기질의 섭취를 강화하는데, 영양제로 섭취하는 방법도 있으며 특히 비타민A, C, E, 엽산, 칼슘 섭취를 권장한다.
- 녹색 채소와 콩 등 항산화제가 풍부한 음식을 먹는다.
- 설탕과 밀가루 음식을 줄이고 가공 육류나 훈제 식품, 염장 식품은 먹지 않는 것이 좋다.
- 커피, 탄산음료, 인공 조미료, 인스턴트식품, 산화 식용유나 변질된 음식은 먹지 않는다.
- 전체적인 음식의 양을 줄이는데 특히 저녁 식사를 적게 하고, 배가 고프면 소량씩 자주 먹도록 한다.
- 늘 활동적으로 지내고 이상적인 체중을 유지한다.

1. 간암 환자의 식생활

- 간 기능의 빠른 회복을 돕기 위해서 충분한 에너지를 섭취한다. 그러나 지나치면 비만이나 지방간을 유발할 수 있으므로 주의한다.
- 양질의 단백질을 충분히 섭취한다. 손상된 간세포를 재생하고 지방간을 예방하기 위해서다.
- 지방은 적당량 섭취한다. 지방은 지용성 비타민의 흡수와 필수지방산의 공급원이 되고 음식의 맛을 유지하는 데

도움을 준다. 또한 열량을 보충하는 데에도 유용하므로 적절한 양을 섭취하는 것이 필요하다. 그러나 급성간염 초기나 황달이 있을 때에는 소화 장애를 일으킬 수 있으므로 저지방식을 하는 것이 바람직하다.

- 적당량의 탄수화물 공급으로 간에 무리를 주지 않아야 한다. 간염으로 인해 간세포가 손상되면 간에 저장된 포도당의 양이 감소하므로 하루에 330~400g 정도의 탄수화물을 필요로 한다. 밥과 국수 등 탄수화물을 많이 먹을 경우 적당량의 단백질을 함께 섭취하지 않으면 오히려 지방간을 만들 위험이 있으므로 주의한다.
- 무자극성 식사를 한다. 간세포의 염증을 자극하지 않도록 섬유소가 적고 맛이 담백한 식품을 이용한다.
- 비타민을 충분히 섭취한다. 특히 신진대사에 이상이 생기고 저장 능력이 떨어지면 비타민 A, B1, B2, C, K의 필요량이 늘어나므로 충분히 섭취한다.
- 식욕이 저하되어 있으므로 환자의 기호에 맞고 식욕을 촉진시킬 수 있는 식단을 고려한다.
- 알코올 섭취를 절제한다.

2. 대장암 환자의 식생활

- 콩류, 생과일, 생야채, 양념이 강한 음식은 설사를 유발할

수 있으므로 조심한다.

- 바나나, 감, 땅콩, 버터를 많이 먹으면 변비에 걸릴 수 있
  으므로 적당량을 섭취한다.
- 양배추, 양파, 콩류, 튀긴 음식, 맥주, 유제품, 탄산음료 등
  은 가스를 유발한다.
- 팝콘, 옥수수, 파인애플, 과일이나 채소의 껍질과 씨, 샐
  러리와 같은 섬유질이 많이 함유된 채소, 코코넛, 너트 등
  은 장폐색을 유발할 수 있으므로 주의한다.

3. 위암 환자의 식생활

위암 환자의 경우 암 발생의 원인인 맵고 짠 음식, 불에 탄
음식, 부패된 음식, 질산염이 많이 포함된 음식, 조미료가 많
이 들어간 자극적인 음식을 삼가고, 특히 흡연이나 과음은 하
지 않도록 한다. 지방이 많은 음식, 당분과 탄수화물이 많은
음식을 한꺼번에 많이 먹지 않으며, 우유나 유제품을 섭취하
는 것이 좋다. 단백질 식품을 잘 챙겨서 먹고 늘 신선한 과일
과 채소류를 챙겨 먹는다.

4. 유방암 환자의 식생활

미국 암연구회의 자료에 의하면 커피, 콜레스테롤, 불포화지방산, 레티놀, 비타민E, 가금류, 홍차 등은 유방암과 관련성이 없지만 비만, 술, 포화지방, 동물성 지방, 육류 등은 유방암 발생 위험률을 증가시킨다고 한다.

유방암에 좋은 음식으로 우선 콩이 있는데 골다공증, 심혈관 질환, 콜레스테롤과 같은 성인병은 물론 유방암을 예방하는 효과가 있다.

콩에는 이소플라본이라는 호르몬 대사 작용에 영향을 미치는 항암 물질이 있다. 그래서인지 콩을 많이 섭취하는 국가에서 유방암의 발생률이 낮다고 알려져 있다. 농축된 이소플라본 보조제를 먹는 것보다는 콩밥과 된장, 청국장, 두유 등의 자연식품으로 섭취하는 것이 좋다.

특히 두부에는 식이섬유인 올리고당이 풍부하게 들어 있어 두부를 많이 먹으면 변의 양이 많아지고 부드럽게 배출된다. 또한 콩의 사포닌이 유해 성분과 장의 접촉을 막고, 유해 성분을 흡착해 배출해냄으로써 장을 깨끗하게 한다. 두부는 이와 함께 뼈의 손상을 늦추고 뼈의 조직을 새롭게 형성하는 작용을 하므로 골다공증 예방 효과도 있다.

두부 가운데 쥐눈이콩을 갈아 끓여 짜낸 물에 황산칼슘 등의 화학적 응고제 대신 천연 응고제인 한약재를 넣어 응고시켜 만든 약두부라는 것이 있는데, 이것은 유방암과 난소암의 예방에 탁월하다.

한편 해조류를 많이 먹는 나라에서 유방암 발생률이 적다고 알려져 있는데 이는 해조류에 풍부한 항산화 및 항종양 물질과 요오드의 영향 때문이다. 특히 김에는 세포의 비정상적 증식을 억제하는 '폴피란'이란 물질이 풍부하게 들어 있다.

콩이 유방암에 좋기는 하지만 그 안에 들어 있는 사포닌을 지나치게 섭취하면 몸속의 요오드가 많이 빠져나가기 때문에 두부 등을 먹을 때 미역이나 김과 같은 해조류를 곁들여 먹는 것이 좋다. 요오드는 갑상선호르몬을 구성하는 중요한 성분으로, 부족하면 베체트씨병과 같은 질병에 걸릴 수도 있다.

그 밖에 유방암을 예방할 수 있는 가장 좋은 방법은 채소와 과일을 많이 먹는 것이다. 채소는 하루 대여섯 가지 이상을 골고루 먹고 과일은 과당이 많으므로 두세 가지 정도로 섭취한다. 녹즙보다는 날것 그대로 먹는 것이 좋다.

지방을 섭취할 때에는 콩기름, 참기름, 올리브유, 들기름, 카놀라유 등 식물성 기름을 골고루 이용하되 한 끼에 1찻숟가락 정도로 먹는다. 오메가 3가 풍부한 등푸른 생선도 고루 섭취하도록 한다.

5. 전립선 환자의 식생활

마늘에는 알리신이라는 성분이 들어 있어서 혈액순환을 돕고 면역력을 향상시켜주는 것으로 알려져 있다. 또한 고혈압 예방과 항암 효과가 있으며, 전립선염과 방광염에 효과적인 것으로 보고되고 있다.

전립선암에 효과적인 것으로 비타민E, 과일과 야채에 있는 셀레늄, 콩으로 만든 음식, 녹차 등이 있는데 특히 토마토는 전립선암 예방에 좋은 식품이다.

토마토에는 강력한 항산화제인 라이코펜이 많이 들어 있는데 주스로 먹을 때는 전립선암에 대한 예방 효과가 거의 없다. 토마토는 조리 방법에 따라 라이코펜의 활성도가 달라지기 때문에 그냥 먹는 것보다는 살짝 데쳐서 먹어야 전립선암 예방 효과를 볼 수 있다.

Chapter 04

암의 종류별 증세와 병리

위암

위암은 우리나라에서 가장 흔하게 발생하는 암으로 전체 사망자의 약 35% 정도가 위암으로 사망한다는 통계가 있다. 또한 세계적으로도 인구 10만 명당 72.8명이 위암에 걸릴 정도로 발병률이 높다.

위암은 여자보다 남자가 1.5배쯤 더 많이 걸리는데 만성 위염이나 위궤양으로부터 시작해서 암으로 진행되는 경우가 많다. 위장에 병이 있으면 위 점막의 세포가 약해져서 암에 걸리기 쉬운 상태가 되는데 이러한 상태를 전암(前癌) 상태라고 한다.

일본 오사카 대학의 연구 결과에 따르면 만성 위염에서 위암이 된 경우가 41%, 위궤양에서 위암이 된 경우도 41%나 된다고 한다. 만성 위궤양과 만성 위염은 암으로 진행될 가능성이 크므로 이들 질병을 조기에 치료하는 것이 위암을 예방하는 첫걸음이라고 할 수 있다.

위암은 위의 가운데에서부터 음식물이 나가는 출구인 유문부에 걸쳐 자주 발생한다. 이곳은 위궤양이 가장 많이 생기는 곳이기도 한데 전체 위암의 70%가량이 이 부위에서 발생한다.

위암은 초기에는 아무런 증상이 없는 무증후기(無症候期)를 거치는데 이 기간이 상당히 길어서 초기에 발견하기가 쉽지 않다. 이 기간은 몸의 면역계가 암을 막기 위해 싸우는 시기라고 볼 수 있다.

위는 상당히 큰 장기이므로 종양이 생겼다 하더라도 웬만큼 크게 자라지 않는 한 별 증상이 없을 때가 많다. 그러나 어느 정도 진행된 뒤에는 암이 독성 물질을 내뿜기 때문에 서서히 빈혈이 생기고 잠출혈(潛出血)도 있다.

위나 장에 암으로 인한 미세한 출혈이 생기면 대변과 함께 배설되는데 그 시간이 상당히 걸리기 때문에 피가 검은색으로 변해서 나오게 된다. 이것을 잠출혈이라고 하며 위암을 진단하는 중요한 단서가 된다.

암이 위의 점막이나 점막 하층까지 진행된 것을 조기 위암이라고 하고 근육 층을 지나 윗주머니의 장막 층까지 이른 것을 진행암이라고 한다. 위암이 근육 층까지 진행되더라도 여기까지는 통증을 느끼는 신경이 없기 때문에 환자는 아무런 증상도 느낄 수 없는 경우가 많다. 암이 위의 바깥인 장막 층까지 이르러서야 통증을 느끼게 되는 것이다.

위암 초기에는 별다른 증상을 느끼지 못하지만 급·만성 위

염, 십이지장궤양, 위궤양의 증세와 비슷하게 윗배에 통증이
나 불쾌감이 느껴지고 트림이 자주 난다. 식사를 조금만 해도
헛배가 부르며 병이 악화될수록 식사량이 줄어들고 고기나
맛이 진한 음식을 먹기 어려워진다.

위암에 걸리면 암세포가 내뿜는 독소 때문에 위벽에서 산
을 제대로 분비하지 못하게 된다. 위암 환자의 60% 정도는
무위산증이고 나머지 30%는 저위산증이다. 위액에 들어 있
는 소화효소인 펩신은 위액의 산성도가 PH12일 때 가장 왕
성한 단백질 소화 작용을 하는데 위산이 없거나 적게 분비되
면 소화 기능이 매우 약해진다.

위암이 제대로 치료되지 않고 증세가 심해지면 다른 장기
로 전이되는데 대개 간 → 복막 → 부신 → 췌장 → 뼈 → 위
장관 → 비장 → 중추신경계 → 비뇨기관 순으로 옮아가게
된다.

위암은 커지면서 주위의 조직이나 세포에 스며들게 된다.
따라서 췌장, 식도, 대장 등으로 전이가 일어나며 혈액을 통
해 여러 곳으로 전이될 수 있다. 위암이 간이나 임파선 같은
곳으로 전이되면 복수가 차고 복부가 팽만해지며 황달이 생
긴다.

〈위암의 주요 증상〉

- 그럴 만한 이유가 없다고 생각되는데 자주 설사가 나온다. 약
  을 먹어도 잘 낫지 않고 잠깐 그쳤다가 다시 계속되는 경우가

많다.

- 위암의 증세로 흔한 것이 구토와 구역질이다. 이것은 유문부에 생긴 응어리 때문에 입구가 좁아져서 음식물이 통과하기 어려워졌을 때 자주 일어난다. 또 식도에서 위로 음식이 내려가는 입구인 분문이 암덩어리로 막혀 있을 때에도 구역질이나 구토가 일어난다.

- 소화 기능이 떨어지고 체중이 감소되며 쉽게 피로감을 느끼고 식욕이 떨어진다.

- 갑자기 전에 즐기던 음식이 싫어지고 엉뚱한 음식이 먹고 싶어지는 등 입맛이 바뀐다.

- 위 부위가 송곳으로 찌르는 듯이 몹시 아프거나 무언가 짓누르는 느낌 혹은 쓰라린 증세가 수시로 나타난다. 제산제와 진통제를 먹으면 대개 일시적으로 통증이 없어진다.

- 피를 토하거나 새까만 변이 나오는 경우가 있다. 이것은 암의 출혈로 인한 것이다. 위의 아랫부분에 생긴 암은 대량 출혈을 일으키기 쉽다.

간암

간암은 위암 다음으로 우리나라 사람들이 많이 걸리는 암이다. 특히 40대 남자들의 간암 발병률은 세계에서 가장 높다. 간암은 한국, 일본, 중국, 인도네시아, 미얀마 같은 황인종과 흑인종에게 많이 생기며 백인들에게는 적게 나타난다. 예전에는 간암이나 폐암이 드물었는데 요즘 들어 많이 발병하는 추세다.

대부분의 간암 환자들은 일단 암 진단을 받고 나면 진행 속도가 빨라 치료하기가 쉽지 않다. 간은 '과묵한 장기' 또는 '침묵의 명수'라고 할 만큼 웬만큼 탈이 나서는 그 증상이 거의 나타나지 않는다. 처음에는 간염으로 시작해서 간경변증으로 발전하고 점차 간암으로 진행되는데 발견되었을 때는 이미 많이 진행된 경우가 많다.

간암의 증상은 오른쪽 윗배에 통증을 느끼고 명치에서부터 우측 옆구리까지 단단하게 덩어리가 만져지며 팽만감과 체중 감소, 심한 피로감 등이 나타난다. 이러한 증상은 암이 많이 진행된 후에 나타나는 경우가 대부분이지만 아예 증상이 없거나 애매모호한 상태에서 정기검진에 의해 발견되는 경우도 있다. 간경변증 환자가 간암으로 발전하면 갑자기 황달이나 복수가 심해지기도 한다.

간암의 증상은 위장병과 비슷하게 나타나기도 한다. 음식 냄새를 맡기가 싫어지고 돼지고기나 닭고기, 비린 생선 등과 같은 동물성 지방을 먹으면 소화가 안 되거나 가스가 차고 복통과 설사가 나기도 하며 심하면 구토가 생긴다.

간암이 깊어지면 열이 오르거나 오한이 나기도 한다. 옆구리가 결리고 어깨 부근이 아프며 복수가 차고 황달이 나타난다. 급격하게 체중이 감소하면서 몸이 쇠약해지면 이때는 상당히 많이 진행된 상태라고 볼 수 있다. 물론 간암 발생 부위가 문맥 부위인 경우에는 초기에도 황달이 나타날 수 있다.

밤에 땀이 나고 미열이 자주 날 때에도 간암을 의심해봐야 한다. 간암은 증상이 겉으로 매우 느리게 나타나고, 나타나더라도 알아차리기가 어렵다. 따라서 정기적으로 검진을 받아 초기에 발견하는 것이 최선의 방법이다. 대개 다음과 같은 증상이 나타나면 간의 병증을 의심하고 전문의 진단을 받아야 한다.

간암 환자에게 무엇보다 중요한 것은 균형 잡힌 식사로 좋은 영양 상태를 유지하는 것이다. 그래야만 체중 감소를 막고 치료로 인한 부작용을 완화시킬 수 있다. 이를 위해서는 충분한 열량과 단백질, 비타민 및 무기질을 보충할 수 있는 식단을 짜서 식사에 잘 적응하는 것이 중요하다. 간암은 정상적인 간에서 생기는 경우는 매우 드물고 대부분 간경변증으로 진행된 간에서 발생하므로 간암 환자의 영양 관리는 간 기능과 합병증 유무 등에 따라 달라진다.

〈간암의 주요 증상〉

- 온몸이 나른하고 피로가 자주 온다.
- 권태감, 짜증, 능률 저하, 성욕 감퇴, 의욕 상실 같은 증상이 나타난다.
- 식욕이 없어지고 구역질이 난다.
- 급성간염의 초기 증상의 하나로 음식 냄새만 맡아도 구역질이 난다. 간경변증이나 만성 간경변증일 때에는 갑자기 기름진 음식이 싫어질 때도 있다.
- 배가 부르고 거북하다.
- 오른쪽 배 윗부분이 부풀어 있는 느낌이 들며 속이 더부룩하고 불편하다. 이는 간에 생긴 암이 커져서 위를 압박하기 때문이다. 설사와 변비가 번갈아 나타나고 대변의 상태도 일정하지 않다.
- 눈이 쉽게 피로해진다. 눈은 간과 관련이 깊은 기관이다. 간에 병이 생기면 눈이 쉽게 피로해지는 등의 증세가 나타난다.
- 피부와 눈이 노래진다. 피부나 눈이 노랗게 되는 것은 황달이다. 황달은 눈의 흰자위에서 먼저 나타나고 다음에 얼굴, 앞가

슴, 온몸으로 퍼져나간다. 대변은 희고 소변은 진한 갈색이 된
다. 황달이 심하면 대변은 반대로 희거나 회색이 된다. 정상적
인 대변이 갈색인 것은 담즙 색소인 빌리루빈 때문인데 빌리
루빈이 혈액으로 빠져나가 소변으로 나오면 소변 빛깔이 다갈
색으로 짙어진다.

- 몸에 붉은 반점이 생긴다. 간경화나 만성 간염일 때는 목이나
어깨, 가슴, 윗배 같은 곳에 붉은 반점이 나타나는 일이 많다.
손가락으로 누르면 붉은빛이 사라지고 떼면 다시 나타난다.
주로 간경변증일 때 잘 나타난다.

- 피부가 가렵다. 담즙이 혈액에서 빠져나와 피부에 침착되는
경우다.

- 손바닥이 붉어진다. 손가락 끝, 손바닥, 특히 엄지와 새끼손가
락 밑 부분의 볼록한 곳이 붉은빛을 띠게 된다. 발바닥에도 똑
같은 증상이 나타나는데 이는 손바닥, 발바닥의 혈관이 확장
되기 때문이다.

- 간경변증이 생기면 얼굴빛이 검어지고 윤기가 없어진다. 그
밖에 배에 푸르스름한 반점이 돋거나 잇몸이나 위에서 피가
나고 몸이 앞뒤로 잘 굽혀지지 않으면 간에 이상이 있는지 의
심해보아야 한다.

- 남성의 경우 유방이 커지는 증상이 나타날 수 있다. 간 장애로
인해 호르몬 분비에 탈이 생기면 남성도 여성호르몬 분비가
많아져서 털이 빠지거나 유방이 커지고, 고환이 작아지는 등
의 증상이 나타난다.

간암 환자의 상당수가 오른쪽 갈비뼈 아래나 오른쪽 가슴 부위에 묵직한 통증을 느낀다고 한다. 이 통증은 일정하게 나타나는 것은 아니며 묵직한 느낌으로 아플 때가 많은데, 암이 횡격막으로 침범하면 오른쪽 어깨가 아프고 간이 부어 딱딱한 덩어리가 만져진다. 암으로 인해 복강 내부가 파열되거나 출혈을 일으키면 몹시 심한 통증이 오고, 간정맥이 막혀 복수가 차면 복막염이 생기기도 한다.

폐암

폐암의 발생 원인은 대기오염이나 석면, 납, 아황산가스 같은 외부적 공해 물질과 유전적 요인 등 다양하다. 그러나 많은 학자들은 흡연을 폐암 발생의 가장 큰 원인으로 손꼽는다. 담배를 하루 한 갑씩 10년 넘게 피운 사람은 담배를 피우지 않는 사람보다 폐암에 걸릴 확률이 8~15배가 높고 하루 두 갑을 피우는 사람은 10~25배나 높다고 한다. 그러나 다행히도 담배를 피우던 사람이 금연하면 5년 뒤에는 폐암 발생률이 담배를 안 피운 사람과 같아진다고 한다.

흡연은 개인적인 문제이기 때문에 담배를 피우지 않으면 폐암의 위험을 줄일 수 있다. 그러나 폐암의 또 다른 주요 원인인 대도시의 심각한 대기오염은 참으로 큰 문제가 아닐 수 없다. 이것은 도시에 사는 사람이라면 선택의 여지없이 누구나 맞닥뜨려야 하는 것이기 때문이다.

최근에는 자동차의 증가로 인해 배기가스의 배출량도 많아졌는데 그 안에 들어 있는 아황산가스, 일산화탄소, 납, 이산화질소 등은 폐에 치명적인 병을 일으키는 위험물질이다. 또한 갖가지 방사능 물질, 석면, 니켈, 비소, 이산화크롬, 카드뮴, 수은 등 산업 현장에서 다루는 중금속 물질도 폐암의 주요 원인이 될 수 있다. 이들 유독가스와 유독물질 가운데는 나일론 같은 화학섬유를 부식시킬 만큼 독성이 강한 것들이 적지 않다. 이처럼 독성이 강한 것들이 호흡을 통해서 들어오면 폐가 온전하기를 바랄 수 없다.

요즘은 대기오염이 적은 시골에서도 폐암 환자가 많이 발생하고 있으며 논밭에서 일하다가 쓰러지는 경우가 드물지 않은데 바로 살충제나 살균제, 제초제 등의 농약 살포가 원인이다. 최근에는 농약 냄새 때문에 논밭 근처에 가까이 갈 수도 없는 지경이 되었는데 이런 것들이 모두 폐암을 유발시키는 원인이다.

최근 폐암 환자가 급격히 늘어나는 이유는 '대기오염+담배'의 상승작용 때문이라고 할 수 있다. 심각한 대기오염에 담배 연기가 더해져서 폐암에 걸릴 위험이 엄청나게 높아지는 것이다. 오염된 공기와 담배 연기를 오래 들이마시면 폐의 섬모운동이 제대로 이루어지지 못하거나 세포가 파괴되고 호흡기계의 상피조직의 수가 줄어들게 된다.

이렇게 되면 기침이 나오고 가래가 생기기 시작하는데, 기관지염, 진폐증, 폐기종, 폐렴 등 갖가지 폐질환을 오랫동안 방치하면 폐의 점막은 차츰 돌이킬 수 없을 정도로 손상되어 결국 폐 표면의 세포조직이 변질된다. 이 변질된 상태가 암으로 발전하기 직전의 상태인 전암(前癌) 상태이다.

폐암은 암세포 주위로 직접 넓게 퍼져가는 경우, 임파선으로 전이되는 경우, 혈관으로 침윤되는 경우 등 주로 세 가지 방식으로 전이된다. 폐암은 뼈, 뇌, 간, 신장, 부신 등으로 잘 전이된다.

뇌에 전이되면 건망증이나 정신착란이 생기고 이상한 말이나 행동을 하게 된다. 두통과 구역질이 동반되기도 한다. 또 간으로 전이되면 황달, 발열 등이 나타날 수 있으며 뼈로 전이되면 통증이 매우 격렬하게 나타나는 경우가 많다.

〈폐암의 주요 증상〉

- 다른 암과 마찬가지로 폐암에 걸리면 체중이 감소하게 된다. 밥을 잘 먹는데도 몸이 야위고 별 이유 없이 몸무게가 줄고 식욕이 떨어지며 쉽게 피로해진다. 몸이 마르는 이유는 몸이 양분을 제대로 흡수하지 못하기 때문이다.

- 폐암의 초기 증상은 감기몸살과 비슷할 때가 많다. 감기약을 먹어도 낫지 않고 미열이 계속되거나 열이 내렸다가 올랐다가 하는 증상이 반복되면 폐암을 의심해봐야 한다.

- 기침이 심해진다. 기침은 기관지 등 몸속 기관에서 생긴 분비물 혹은 외부로부터 들어온 이물질을 내뱉기 위해 생기는 반사운동이다. 폐암 환자는 보통 마른기침을 하게 되는데 이 기침은 매우 완고하여 기침약을 먹어도 전혀 효과가 없다. 기관지 내벽에 암 덩어리가 생기면 그 자극으로 인하여 기침을 하

게 되는데 폐문 같은 굵은 기관지에 생긴 암일 때 특히 기침이 심하게 난다. 말초 기관지에 생긴 폐암도 기관지를 따라 폐문 쪽으로 번져가면 기침이 나게 되며 폐문이나 임파선으로 전이 했을 때에도 기침이 나오게 된다.

- 기침이 심해지면서 호흡곤란, 흉통, 실신, 두통, 객담, 각혈, 늑골 골절 등의 2차 증상이 일어날 수도 있다. 특히 늑골은 가벼운 운동으로도 골절될 수 있으니 주의해야 한다.

- 가래가 나온다. 처음에는 마른기침을 하다가 병이 깊어지면서 기침이 더 잦아지고 백색이나 황색의 가래가 나오게 된다. 가래는 기관지를 덮고 있는 분비물이 나오는 것으로서 건강한 사람도 기관지의 점액선에서 하루에 100ml 정도의 분비물이 나온다. 그러나 폐와 기관지에 염증이나 궤양 같은 것이 생기면 정상적인 분비물 외에도 상피세포, 식세포, 죽은 세포의 잔해, 죽은 피, 세균 등이 섞여 있게 된다. 가래가 지나치게 많으면 호흡 장애 증상까지 겹칠 수 있다.

- 가래에 피가 섞여 나온다. 이것은 암 조직이 헐거나 혈관이 터졌을 때 나타나는데 가래에 피가 섞여 있는 것, 가래 전체가 분홍빛으로 되는 것, 가래에 검붉은 핏덩이가 들어 있는 것 등 여러 가지가 있다. 초기에는 가래에 피가 조금씩 섞여 나오다가 차츰 핏덩이가 섞이고 나중에는 전체가 빨갛게 되어 나온다.

- 각혈을 한다. 각혈은 목에서 폐에 이르는 기도에서 일어나는 출혈이다. 대개 새빨간 피가 거품처럼 나오는데, 핏덩이는 들어 있지 않고 간혹 호흡곤란이 함께 나타나는 경우가 있다. 대

부분 각혈로 인해 피를 토해내는 양은 그다지 많지 않기 때문에 각혈을 하고도 발견하지 못하는 수도 있다. 각혈 증상이 나타나면 아침을 굶고 초란을 마셔서 혈액에 독소가 쌓이지 않도록 하는 것이 좋다.

- 폐암이 깊어지면 가슴 통증이 느껴진다. 초기에는 폐 속의 불쾌감이나 압박감 등만 나타나다가 차츰 암이 깊어지면서 몸을 움직이거나 숨을 쉴 때 가슴이 결리는 등의 증상이 나타난다. 흉통은 폐암의 상태에 따라서 전혀 나타나지 않는 사람도 있고 견디기 어려울 만큼 몹시 격렬하게 나타나는 사람도 있다. 증상도 다양해서 마구 쑤시는 것, 은근하게 아픈 것, 따끔따끔하게 아픈 것 등 매우 다양하다.

- 폐암에 걸리면 흉막과 늑막에 물이 고이는 경우가 더러 있는데 물이 적게 고일 때에는 통증이 심하고 일정량 이상으로 많이 고이면 오히려 통증이 줄어든다. 그 대신 몸을 움직일 때 숨이 차고 기침을 더 많이 하게 된다.

- 흔하지는 않지만 간혹 폐암의 증상으로 얼굴이 붓는 경우도 있다. 폐암이 커지거나 임파선에 전이되면 가슴에 있는 정맥을 압박하므로 머리에서 심장으로 들어가는 혈맥이 잘 통과하지 못하게 되어 얼굴이 붓고 색깔도 붉어진다.

- 나이 많은 사람이 폐암에 걸리면 호흡곤란을 느끼기도 한다. 폐가 확장되어 숨을 토해내는 힘이 약해져서 생기는 증상으로 암이 상당히 진행되었음을 의미한다. 암이 혈관을 눌러서 호흡곤란 증세가 나타나기도 한다.

폐암의 특징적인 증상으로 목소리가 변하는 경우가 있다. 성대신경이 마비되면 목이 쉬거나 소리를 낼 수 없게 된다. 가슴과 배의 중간에 있는 횡격막에 폐암이 침범하면 횡격막의 신경을 자극하여 딸꾹질이 생긴다. 별다른 이유 없이 딸꾹질이 생기면 폐암을 의심해볼 필요가 있다.

유방암

유방암은 서양 여성들에게 많이 발생하고 우리나라를 비롯한 동양 여성들에게는 적게 나타나는 것으로 알려져 있다. 그러나 요즘 들어 발병 숫자가 빠른 속도로 늘어나고 있다. 유방암은 우리나라 여성들이 걸리는 암 가운데 자궁암, 위암 다음으로 많이 걸리는 암이다. 미국이나 유럽에서는 여성암 가운데 유방암이 가장 많이 나타난다고 한다.

유방암의 원인은 아직 밝혀지지 않았지만 여성 호르몬인 에스트로겐이 작용하는 것으로 알려져 있다. 즉, 유방의 세포는 에스트로겐의 작용에 의하여 증식, 분화하므로 에스트로겐 분비 기간이 길어질수록 유방암이 발생할 확률이 높아진다는 것이다.

그 외에 피임약의 장기 복용, 과도한 영양 및 지방 섭취, 유전적 요인 등이 원인으로 보고되고 있다. 일본의 히라야마 박사는 도쿄 시내 각 대학 병원의 환자를 대상으로 조사하여 유방암에 걸리기 쉬운 사람을 다음과 같이 분류했다.

- 유방암에 걸린 여성의 분포는 40~44세가 가장 높고 다음은 45~49세였다. 곧 유방암은 여성의 갱년기 현상과 밀접한 관련이 있음을 짐작할 수 있다.
- 생활수준이 높은 사람일수록, 고기를 많이 먹는 사람일수록 유방암에 걸리기 쉽다.
- 학력이 높을수록 걸리기 쉽다.
- 나이와 학력이 같을 때는 임신 횟수가 적을수록 잘 걸리고, 미혼자는 기혼자의 세 배, 고령에 결혼한 사람은 두 배나 높았다.
- 담배를 피우는 사람은 피우지 않는 사람보다 두 배, 고기를 먹는 사람은 채식을 하는 사람보다 두 배가량 많이 걸린다.
- 유방에 유선염이나 상처가 있는 사람은 2.5배로 높았다.
- 유방을 애무하거나 마사지하는 사람은 그렇지 않은 사람보다 유방암에 적게 걸린다.

유방암 초기에는 증상이 거의 나타나지 않는다. 유방암은 크기가 1cm 이상이 되어야 촉진되는데 이때는 병이 상당히 진행된 상태이다. 육안으로 관찰할 수 있는 변화는 유방의 양쪽 모양이나 크기가 다른 경우, 유방의 피부가 거칠어지거나 딱딱해지고 까맣게 변색되는 경우, 유두나 유방의 함몰 유두에서 분비물이 나오는 경우 등 다양하다.

유방암이 심해지면 겨드랑이, 쇄골상부, 어깨와 목덜미의 임파선에 종류(腫瘤)가 만져지고 통증이 심하며 온몸이 쇠약해진다. 더욱 악화되면 유방 전체가 흉곽에 침윤되어 딱딱해지며 궤사가 생겨 고름이 나오기도 한다. 안쪽으로 흉근(胸筋)과 늑골까지 퍼지면 통증이 극심해진다.

유방암은 겨드랑이와 임파선에 전이되고 더 나아가 늑막, 폐, 간, 뼈 등으로 전이되기도 한다. 수시로 유방을 만져보고 다음과 같은 증상이 느껴지면 전문의에게 진단을 받는 것이 중요하다.

〈유방암의 주요 증상〉

- 가장 흔히 나타나는 증상은 통증이 없는 멍울이 만져지는 것이다.
- 병이 진행되면 유방뿐만 아니라 겨드랑이에서 덩어리가 만져질 수 있다.
- 유두에서 피가 섞인 분비물이 나오거나 젖꼭지에 잘 낫지 않는 습진이 생기는 경우에도 유방암의 일종인 베체트병일 가능성이 있다.
- 유방암이 심하게 진행된 경우에는 유방 피부 혹은 유두가 유방 속으로 끌려들어가 움푹 파이거나 유두가 함몰되기도 한다.
- '염증성 유방암'은 멍울은 잘 만져지지 않으면서 피부가 빨갛게 붓고 통증이 있거나 열감을 수반하여 마치 염증이 생긴 것처럼 보이는 특수한 형태의 유방암이다.

- 암이 진행되면 유방 피부의 부종으로 마치 피부가 오렌지 껍질같이 두꺼워질 수 있는데, 이것은 피부 밑의 임파선이 암세포에 의해 막혀 피부가 부어오르기 때문이다.
- 암이 임파선에 전이되면 겨드랑이에서 커진 임파선이 만져지기도 한다.
- 암이 더욱 진행되면 커진 암 덩어리가 유방의 형체를 거의 파괴시킬 수도 있다.

자궁암

자궁암은 우리나라 여성들 사이에서 흔히 발생하는 암이다. 여성의 암 가운데 40%가 성기에서 생기는데 그중 약 85%가 자궁암이라고 한다. 자궁암에 걸리는 나이가 딱히 정해져 있는 것은 아니지만 대개 40대 이상, 폐경 무렵의 여성에게서 많이 발생한다.

자궁경부암은 자궁의 입구에 해당하는 자궁 경부에 생기는 것이고 자궁체부암은 태아가 자라는 자궁 체부에 생기는 것을 말한다. 자궁경부암과 자궁체부암은 발생 부위, 원인, 증상 및 증후, 진행 양상, 병리조직학적 특성이 판이하게 다른 암이다.

흔히 우리나라 여성들은 자궁경부암에 많이 걸리고 서양 여성들은 자궁체부암에 많이 걸린다고 알려져 있는데 최근에는 우리나라에서도 자궁체부암의 발생률이 증가하고 있는 추세다. 세계적으로는 일본과 인도 그리고 흑인 여성들에게 자궁경부암이 많다.

자궁경부암은 초기부터 출혈이 일어나므로 이것이 암을 진단하는 중요한 열쇠가 된다. 출혈은 암 조직이 작은 혈관벽을 파괴하기 때문에 일어난다. 그러나 여성들은 암으로 인한 출혈인지 월경인지 구별하기 어려울 때가 많으므로 잘 살펴보아야 한다.

자궁암 역시 다른 암과 마찬가지로 초기에는 전혀 모르다가 상당히 진행된 뒤에 발견하는 경우가 많으므로 평소 암을 예방하는 생활 습관을 갖고 정기적인 검진을 받는 것이 중요하다.

자궁경부암은 0기나 1기 초에는 그 증상이 전혀 나타나지 않는 경우가 많지만 말기에는 큰 출혈이 있을 수 있다. 대하는 출혈보다 먼저 나타나는데 암 초기에는 물 같은 분비물이나 노란색 또는 다갈색, 분홍빛 분비물이 나오고 때로는 핏덩이가 조금 섞이며 월경도 순조롭지 않다.

자궁암이 진행되어 4기에 이르면 암 덩어리가 방광과 대장을 압박하거나 침윤하여 대소변을 보기가 어려울 뿐만 아니라 소변을 볼 때 밑이 빠지는 것처럼 아프고 뒤가 묵직하며 혈뇨가 나오기도 한다. 대변이 가늘게 나오거나 잘 나오지 않고, 변비와 설사가 반복되며 간혹 피가 섞여 나오는 경우도 있다. 허리와 아랫배, 항문 부위가 아프고 질 분비물에서 악취가 심하게 난다. 때로는 방광이나 직장에 구멍이 뚫려 대소변이 수시로 나오는 경우도 있으며 패혈증을 일으켜 어려움에 처하기도 한다. 자궁암은 직장, 방광, 간, 임파선, 뼈와 생식기관으로 전이될 수도 있다.

〈자궁암의 주요 증상〉

- 아랫배에 아무런 통증이 없이 냉이나 대하가 차츰 많아지며 냄새가 나거나 피가 섞여 나온다.
- 아랫배에 아무런 통증 없이 응어리가 만져진다.
- 출혈이 일어난다. 통증 없이 처음에는 매우 적은 양이지만 차츰 많아진다. 월경이 아닌 시기에 출혈이 있거나 출혈이 불규칙적이고 월경 양이 지나치게 많다. 또는 성행위 시나 후에 출혈이 있다.

갑상선암

갑상선에 혹이 생긴 것을 갑상선 결절이라고 하며, 갑상선 결절은 크게 양성 결절과 악성 결절(암)로 나뉜다. 갑상선에 생긴 악성 결절을 총칭하여 갑상선암이라고 한다. 악성 결절을 치료하지 않고 방치할 경우 다른 곳으로 암세포가 퍼져서 생명을 잃을 우려도 있다. 악성 결절은 전체 결절의 약 5% 내외를 차지한다.

현미경으로 암세포를 관찰하면 성숙이 비교적 잘된 분화 암은 정상 세포를 많이 닮아 있고, 미분화 암은 정상 세포와 거의 닮지 않고 미성숙한 형태를 보인다. 이 둘의 중간 단계인 암도 있을 수 있는데 유두상암과 여포암은 분화 암이다.

분화 암과 미분화 암을 구분하는 이유는 그에 따라 치료 방법이 달라지기 때문이다. 미분화 암은 분화 암에 비해 퍼져나가는 속도가 매우 빠르다. 따라서 만일 미분화 암에 걸렸다면 치료 성과가 좋지 않은 경우가 많다.

감상선암은 남성에 비해 여성에게 많이 발생하며 이 암에 걸리게 되는 주요 원인으로는 방사선과 유전적 요인을 들 수 있다.

감상선암은 걸리더라도 잘 느끼지 못하는 경우가 대부분이 지만 가장 흔하게 보이는 증세로는 통증이 없는 목 부분의 덩 어리가 만져진다는 것이다. 그래서 건강검진을 받으며 우연 히 발견되는 경우가 많다.

최근에는 본인이 직접 목에서 덩어리를 발견하여 찾아오는 환자보다는 건강검진을 할 때 우연히 감상선 결절을 발견하 여 감상선암으로 진단받는 경우가 매우 많은데, 이때에도 특 별한 증세를 느끼지 못하는 경우가 대부분이다.

종양의 크기가 클수록, 그리고 단발성보다 다발성이 위험 하다. 목의 앞부분에 결절이 있으면 감상선암 검사를 하게 되 는데 다음과 같은 경우에는 감상선암일 가능성이 매우 크므 로 주의해서 살펴보도록 하자.

⟨갑상선암의 주요 증상⟩
- 결절이 크거나 최근에 갑자기 커진 경우
- 결절이 커서 기도나 식도를 눌러 호흡이 곤란하거나 음식물을 삼키기 힘든 경우
- 갑상선에 덩어리가 있으면서 목소리 변화가 같이 나타나는 경우
- 결절이 주위 조직과 붙어 있어 잘 움직이지 않는 경우

- 결절이 매우 **딱딱하게** 만져지는 경우
- 결절과 같은 쪽에서 림프절이 만져지는 경우
- 가족 중에 갑상선암 환자가 있고 갑상선에 결절이 만져지는 경우
- 나이가 20세 이하이거나 60세 이상인 경우

전립선암

정상적인 세포는 일정 기간 생존하면서 제 기능을 하다가 수명이 다하면 사멸하는데, 어떤 경우에는 세포가 사멸하지 않고 계속 증식하여 덩어리를 형성한다. 이러한 덩어리를 종양이라 부르며 그중 악성종양이 바로 암이다.

전립선 종양 또한 전립선비대증과 같은 양성종양과 악성종양인 전립선암으로 나뉜다. 전립선 암세포는 정상적인 통제에서 벗어나 증식을 계속하며 주변의 다른 조직으로 침윤하기도 하고 혈관이나 림프관을 침범하여 멀리 떨어진 조직으로 전이되기도 한다. 전립선에서 발생하는 암의 대부분은 전립선 세포에서 발생하는 선암이다.

전립선암은 다른 암에 비해 증식 속도가 느리다. 그러므로 초기에는 증상을 못 느끼지만 암이 어느 정도 진행되면 배뇨 이상이나 전이에 의한 증상이 발생하게 된다. 요도를 둘러싸고 있는 전립선 조직이 암세포에 의해 증식하면 요도를 압박하여 소변이 잘 나오지 않고 소변 줄기도 가늘어지며, 소변을 본 후에도 잔뇨감이 생긴다.

소변이 급하거나 심지어는 소변을 못 참아서 지리는 등의 증상이 나타나며, 밤낮을 가리지 않고 소변을 자주 보게 된다. 때로는 소변을 전혀 볼 수 없는 경우도 있다. 간혹 정액에 피가 섞여 나오거나 눈으로 볼 수 있는 혈뇨를 동반하기도 한다.

전립선암 예방을 위해서는 과일과 채소를 많이 섭취하고 육류를 적게 섭취하는 것이 좋다. 또한 칼로리를 적게 섭취하고 규칙적인 운동을 통해 적정 범위의 체중을 유지하는 것이 중요하다.

〈전립선암의 주요 증상〉

- 배뇨시 통증이 있고 찔끔찔끔 나오거나 천천히 나오는 경우가 있으며 간혹 아에 소변을 볼 수 없는 경우도 있다. 어떤 때에는 매우 급박하게 소변이 마려운 증세가 나타나며 잔뇨감이 있다.
- 혈뇨가 나오면 전립선암이 의심된다. 전립선암에 걸린 환자 중 약 15% 미만에서 혈뇨가 나타나는데 이는 암세포가 전립선 요도나 방광 삼각부로 광범위하게 퍼지거나 전립선 비대증이 동반하는 경우에 생길 수 있다.
- 전립선암 국소침윤의 후반기에는 음경이 지속적으로 발기되

는 증상이 나타날 수 있다. 변비, 복통, 직장 출혈, 간헐적인 설
사 등이 동반되기도 한다.

‐ 전신 질환에 의한 증상도 생긴다. 골반 림프절과 골반뼈 및 척
추뼈 등으로 전이되기도 한다.

‐ 전립선암이 진행되면 전립선암 환자의 약 20% 정도가 신경 증
상을 보인다.

직장암

직장에 생기는 악성종양을 직장암이라고 한다. 직장암의 대부분을 차지하는 것은 장의 점막에서 발생하는 선암이다. 직장암은 직장 벽의 가장 안쪽에 있는 점막에서 발생하며 점차 근육층과 장막층의 단계로 진행된다. 선암의 대부분은 선종이라는 양성종양이 진행되어 발생하며 선암 이외에도 림프종, 육종, 유암종(카시노이드), 편평상피암, 전이암 등이 발생할 수 있다.

직장암의 원인은 대장암과 같이 식습관과 관련이 많은데 칼슘과 비타민D가 부족하거나 동물성 지방, 열량이 높은 음식, 섬유질이 부족한 음식, 튀기거나 굽는 음식을 많이 먹으면 직장암에 걸릴 위험이 커진다.

또 움직이기를 싫어하는 사람, 비만하거나 염증성 질환을 가진 사람도 직장암에 취약하며 환경적인 요인과 유전적 요인도 직장암의 요인으로 본다.

조기 직장암은 대부분 증상이 없기 때문에 직장 내시경 검사에서 우연히 발견되는 경우가 많다. 약간의 통증을 느끼는 사람도 있지만 보통은 통증이 없다가 말기가 되면 암세포가 주위 신경을 침범하여 심한 통증을 일으키게 된다.

직장 아랫부분에 위치한 암의 경우 항문을 침범해서 심한 통증을 일으킨다. 직장암이 진행되어 직장 주위에 위치한 방광과 난소, 질을 침범하면 그 부위에 염증을 유발하고 복수가 생길 수 있으며, 직장과 방광 혹은 질 사이에 구멍이 생겨 대소변이 섞여 나오거나 질을 통해서 나올 수도 있다.

초기에는 특별한 증상이 없기 때문에 증상이 나타난 경우라면 이미 상당히 진행된 경우가 많다. 따라서 정기적으로 검사를 받아서 암을 조기에 발견하는 것이 중요하다.

〈직장암의 주요 증상〉

- 갑자기 변을 보기 힘들어지거나 변을 보는 횟수가 변하는 등 배변 습관에 변화가 온다.
- 설사, 변비 또는 배변 후에 변이 남은 느낌이 든다.
- 선홍색이나 검붉은 색의 혈변이 나오거나 점액질의 변이 나온다.
- 예전에 비해 변이 가늘어진다.
- 복부 팽만감이 들고 복통이 생긴다.
- 쉽게 피로감을 느끼며 체중이나 근력이 감소한다.
- 입맛이 없고 소화가 잘 안 되며 오심과 구토가 난다.

뇌종양

뇌종양이란 두개골 내에 생기는 모든 종양을 말한다. 두개골 안에서는 종양이 팽창할 수 있는 여유 공간이 없다. 또한 뇌종양은 다른 기관으로 전이되는 경우가 거의 없다.

대부분의 중요한 종양들은 남녀 모두에게서 동일한 빈도로 발생하지만, 뇌수막종 같은 일부 종양은 90% 이상이 남성보다 여성에게 더 자주 발생하며 수막세포종은 소년과 젊은 남성에게서 더 흔하게 나타난다.

뇌종양은 발생하는 부위에 따라서 원발성과 전이성으로 구분한다. 뇌 조직이나 뇌막 등에서 발생하는 것을 원발성 뇌종양이라고 하며 신체의 다른 암으로부터 혈관을 타고 뇌로 전이된 경우를 전이성 뇌종양이라고 한다.

뇌종양을 구성하는 세포에 따라서 신경교종, 뇌수막종, 신경초종, 뇌하수체종양 등으로 구분하는데 그중에서 흔한 원발성 뇌종양으로는 신경교종이 40% 정도로 가장 많고, 수막종이 20%, 뇌하수체 선종이 15%, 신경초종이 15% 정도로 발생한다.

어린이에게 생기는 소아뇌종양은 백혈병 다음으로 그 빈도가 높은 악성 질환이지만, 어린이들과는 의사소통이 잘 되지 않는 경우가 많기 때문에 발견이 늦어지는 경우가 많다. 소아뇌종양 대부분이 악성이고 소뇌에 발생한다.

이 종양은 뇌척수액의 흐름을 방해하여 수두증을 발생시키고 뇌간과 뇌신경을 압박하여 여러 증상을 나타낸다. 소아뇌종양에 걸린 어린이는 두통을 호소하고 구토를 하며 유난히 머리가 크고 눈을 밑으로 내려 까는 것처럼 보인다. 또한 정상아에 비해 서거나 걷는 것이 느리며 보행 장애가 나타난다. 의사 표현이 가능한 연령의 어린이들은 물체가 이중으로 보이거나 시력장애, 현기증, 학업성적 저하, 발음장애, 안면마비, 어색한 손놀림 등의 증상을 호소하기도 한다.

뇌종양은 뇌질과 뇌막에 주로 발생하는데 뇌혈관, 뇌하수체, 뇌신경에서 발생하는 종양 등도 이에 해당한다. 또 폐암, 유방암, 기타 암이 뇌에 전이한 경우는 전이성 뇌종양으로 부른다. 뇌종양의 증상은 종양의 성장 속도나 종양의 위치 등에 따라 다르게 나타난다. 악성으로 빨리 자라면서 운동중추같이 중요한 부분에 발생한 종양은 증상이 빨리 나타나고, 양성으로서 기능상 중요하지 않은 부위의 종양은 천천히 나타나는 경우가 많다.

〈뇌종양의 주요 증상〉

- 시력 저하나 시야 장애가 나타나는데 안경으로도 교정되지 않는다.
- 진통제로 해결되지 않는 두통이 오래 지속되면 뇌종양을 의심해봐야 한다. 스트레스성이나 긴장성 두통은 대개 오후에 발생하는데 뇌종양 환자의 약 70%는 장시간 누워 있는 새벽에 심해지는 특징이 있고, 자고 일어나도 계속 머리가 아프다. 또한 오심과 구토를 동반하는 경우가 많아서 이러한 두통이 나타날 때에는 뇌 정밀검사를 받아야 한다. 특히 두통이나 구토, 시력장애는 뇌압이 상승했을 때 나타나는 전형적인 증상으로 이런 증상이 나타날 때는 응급 상황이므로 즉시 병원으로 가야 한다.
- 종양이 주위 신경을 압박하여 팔, 다리가 마비되는 등의 신경 마비 증상이 생긴다.
- 종양이 뇌피질을 자극하여 간질발작이 일어난다.
- 시력장애, 안면신경 마비 등의 증상이 일어나는데 이는 종양에 의해 뇌가 밀려서 생기는 증상이다.
- 운동장애와 정신장애가 생긴다. 대뇌전두엽에 종양이 생기면 성격이 난폭해지거나 우울증, 기억력 감퇴 등 정신 기능의 이상이 올 수 있다. 두정엽에 종양이 있으면 반신의 운동감각이 저하되거나 마비되고, 언어 능력의 저하로 갑자기 글을 읽지도 쓰지도 못하게 되는 증상이 나타난다.
- 뇌간에 종양이 생기면 물체가 두 개로 보이거나 청력이 소실

되고 안면에 마비가 온다.

- 소뇌와 뇌교각의 종양은 얼굴 통증과 안면 마비, 이명, 청력 저하, 어지럼증을 유발한다.
- 반신불수나 사지 마비가 발생한다.
- 위장 장애, 시력 장애, 배변·배뇨 장애, 정신장애 등의 증상이 나타날 수 있다. 이런 경우 다른 질환으로 오인하여 많은 시간을 허비한 뒤에야 신경외과 전문의를 찾게 된다. 따라서 이런 증상이 생각보다 오래 지속될 경우 뇌종양을 의심해볼 필요가 있다.
- 뇌종양으로 인해서 생긴 증세는 어떤 것이든 간에 저절로 낫는 경우가 없으며 서서히 악화된다.

신장암

일반적으로 신장암이라고 하면, 신장의 피질에서 발생하는 신장세포암을 말한다. 신장은 길이가 약 10cm 정도 되는 한 쌍의 강낭콩 모양의 장기로 하루에 약 1.5*l* 정도의 소변을 만들어낸다. 미네랄을 흡수하고 신진대사에서 사용된 노폐물을 배설하며 체내의 수분과 염분의 농도를 조절하여 정상 혈압을 유지하는 역할을 한다.

신장암은 60~70대의 노년층에게서 주로 발생하며 지속적인 증가 추세를 보이고 있다. 신장암은 증상이 거의 없고 진행이 몹시 느려서 10년쯤 지나서 발견되는 수도 있다.

신장에서 발생하는 암의 5~10% 정도는 신우에서 생기는 신우암이 차지하고 있다. 신우는 신장에서 만들어진 소변이 모여 요관으로 연결되는 깔때기 모양의 장기다. 신우에서는 방광이나 요관에서 생기는 것과 같은 요로상피암이 주로 발생한다.

성인과 달리 소아들에게는 윌름종양이라고 하는 신모세포 종이 발생하는데, 이는 소아에서 가장 흔한 신장암으로 소아 암의 3~6% 정도를 차지하며, 주로 7세 이전에 발생하고 3세 경에 그 발생 빈도가 가장 높다.

신장암의 발생 요인은 몇 가지가 있다. 그중 흡연은 신장 세포암의 발생과 밀접한 연관성이 있는 것으로 알려져 있으 며, 흡연자의 경우 비흡연자에 비해 신세포암 발생 위험도가 1.3~2.3배 높아진다.

다만 금연 후에는 위험도가 다시 낮아진다고 한다. 동물성 지방의 과다 섭취, 튀긴 음식, 바싹 구운 육류, 고칼로리 식사 등도 위험 인자에 속한다.

고혈압이 있는 경우에는 1.2~3배의 위험도가 있으며, 이뇨 제 등의 고혈압 치료제, 여성호르몬, 페나세틴 등의 진통제를 장기 복용한 경우에도 위험도가 높아진다. 비만 또한 관련이 있는 것으로 생각된다.

직업과 환경적 요인도 신장세포암을 일으키는 것으로 거론 되고 있다. 특정 직업(탄광, 석면, 가죽, 유기용매, 석유제품, 납, 카드뮴 등에 노출되는 직업) 종사자들에서 신세포암 발생의 위 험도가 높다는 보고가 있지만 명확하지는 않다.

만성 신부전으로 장기간 혈액투석을 받는 환자는 후천성 신낭종의 발생과 함께 신장세포암의 발생 위험이 높으며, 그 위험도는 일반인의 다섯 배에서 백 배까지 높은 것으로 알려져 있다.

특히 후천성 신낭종이 발생한 환자의 4~9%에서 신장세포
암이 발생한다. 후천성 신낭종 질환은 장기간 혈액투석 중인
환자의 30~50%에서 발생하며, 복막투석을 하는 만성 신부
전환자에게서도 발생할 수 있는데 투석 기간이 길수록 후천
성 신낭종 질환의 발생률은 증가한다.

〈신장암의 주요 증상〉

- 종양 발생 후 상당 기간 증상이 전혀 없는 경우가 많다. 따라서
  첫 진단 시 환자의 20~30%는 이미 다른 장기로 전이된 상태
  에서 발견되는 경우가 많다.
- 악화되면 복부에 통증이 느껴지거나 소변에 피가 섞여 나온다.
- 윗배 혹은 아랫배에서 혹 덩어리가 만져진다.
- 병이 진행되고 있는 전신 증상으로 체중이 감소하고 열이 나
  며 야간에 발한 증세를 보인다.
- 경부 림프절 촉지, 줄어들지 않는 정맥류, 양측성 하지 부종이
  있을 때는 신세포암이 상당히 진행된 상태이다.
- 신장암 환자 중 약 20~30%는 전이성 병변에 의한 골동통이
  나 지속적 기침, 호흡곤란, 두통 등으로 발견된다.

대장암

대장암 환자는 최근 들어 급격히 증가하고 있는 추세다. 우리나라 국민의 생활수준이 향상됨에 따라 먹을거리가 채소에서 육류 위주로 변한 것이 가장 큰 원인으로 지목되고 있다.

게다가 하루 종일 앉아서 일하는 직장인들이 많아지고 과거와 달리 육체 활동이 부족하며 스트레스가 늘어나는 현대 사회의 특징으로 인해 대장암은 앞으로도 더욱 늘어날 것으로 보인다. 노인 인구가 급증하는 것도 대장암 발병률을 높이는 한 요인이다.

대장암의 발병 부위는 직장이 절반 이상을 차지하고 있는데 맹장과 상행결장에서 25%, 횡행결장 15%, S상결장 25%, 상행결장 6%, 직장과 S - 결장 접합부 10%, 직장 20% 정도의 발병률을 보인다.

대장은 소장의 끝부분에서 항문에 이르는 부분으로 소장보다 굵고 짧으며, 식물성 섬유와 소화된 음식물로부터 수분을 흡수하고 배변할 때까지 대변을 저장하는 곳이다. 대장은 크게 결장과 직장으로 구분되고 결장은 다시 맹장, 상행결장, 횡행결장, 하행결장 그리고 S-결장으로 나뉘는데, 암이 발생하는 위치에 따라 결장에 생기는 암을 결장암, 직장에 생기는 암을 직장암이라 부르고, 이를 통칭하여 대장암 혹은 결장직장암이라고 한다.

대장암의 대부분은 대장의 점막에서 발생하는 선암이다. 대개는 양성종양인 선종성 용종에서 유래한다고 알려져 있으며 전체 대장암의 약 5~15%는 유전적인 요인으로 인해 발생한다.

대장암은 잘 먹는데 운동을 하지 않아서 생기는 병이다. 이를 예방하기 위해서는 항상 적당량의 음식을 섭취하되 동물성 지방 특히 붉은 고기의 섭취를 줄이며, 굽거나 튀긴 음식보다는 삶거나 찐 음식을 먹는 것이 좋다. 또한 평소에 적당한 운동을 하고 신선한 과일과 야채 등 식이섬유가 풍부한 음식을 섭취하여 장의 기능을 원활하게 해주어야 한다.

〈대장암의 주요 증상〉

- 대변에 선홍색 또는 검붉은 색의 피가 묻거나 섞여 나오는 경우가 있다. 또 대변의 굵기가 가늘어지고 방귀가 자주 나온다.
- 대장은 항문과의 거리가 짧기 때문에 배가 부른 듯 답답하고 항문이 묵직한 느낌이 들며 변을 보고 나서도 덜 본 듯한 느낌

이 있다.

- 변비나 설사가 상당 기간 지속된다.
- 장기간 복통을 느끼거나 복부에 불편감이 있다.
- 다른 암과 마찬가지로 체중이 감소하고 피로감을 쉽게 느끼며 식욕이 없어진다.
- 병이 진행됨에 따라 혈변 및 빈혈, 장폐색, 통증 등이 나타나고 종양이 만져진다.

췌장암

췌장은 에너지대사의 조절에 중요한 역할을 하는 인슐린을 생산하는 장기다. 복부의 위쪽에 있는데 위, 십이지장, 소장, 대장, 간, 비장 등의 장기에 둘러싸여
있어서 암이 생기더라도 발견하기 어려운 것이 특징이다.

췌장은 두부, 체부, 미부로 나뉘는데 보통 췌장암이라고 하면 췌장두부암을 말한다. 췌장암 역시 음식 문화가 서구화되면서 증가 추세에 있는 암이다. 이것은 소화기 암 중에서도 특히 치료하기 어려운 질환으로 알려져 있다.

췌장암의 원인은 현재까지 명확하게 밝혀지지 않았으며 다른 암에 비해 암 발생의 원인으로 작용하는 암 전 단계의 병변 역시 뚜렷하지 않다. 그러나 췌장암 환자들을 대상으로 살펴보면 흡연 경력이 있는 45세 이상의 연령대에서 많이 나타난다. 또한 두경부암이나 폐암 및 방광암의 과거력이 있거나

오래된 당뇨병을 앓고 있는 경우, 지방이 많은 음식을 섭취하는 경우에도 췌장암의 위험이 높아진다. 최근에는 만성 췌장염 및 일부 유전 질환에서 췌장암 발생률이 증가한다고 알려져 있다.

췌장암은 췌장의 종양 가운데 가장 흔하게 나타난다. 소위 물혹으로 알려진 낭성 종양은 여러 종류가 있는데 대부분은 양성종양이지만 간혹 처음부터 악성인 경우도 있고 진단 당시에는 양성이었으나 시간이 지나면서 악성으로 변화하는 경우도 있다. 췌장암에 걸리면 통증이 매우 심하므로 통증 관리가 중요하다.

〈췌장암의 주요 증상〉

- 췌장암의 가장 대표적인 증상은 복부 통증이다. 약 90%에서 나타나지만 초기의 증상이 애매해서 진료 없이 지나치는 경우가 많다. 복부 통증은 췌장 주위로 암이 침범했다는 신호일 경우가 많아서 통증 없이 병원을 찾아오는 췌장암 환자에 비해 예후가 좋지 않은 편이다.

- 통증은 주로 명치끝에서 가장 흔하게 느끼지만 좌우상하 복부의 어느 곳에서든지 느낄 수 있다. 통증은 다른 암에 비해 아주 극심하며 췌장암 환자의 90%에서 나타난다.

- 췌장은 등 쪽에 가까이 있기 때문에 허리 통증을 호소하는 경우도 매우 흔한데, 요통이 있을 때에는 병이 진행된 경우가 많다. 암세포가 췌장을 둘러싸고 있는 신경으로 퍼졌을 때는 상

복부나 등 부분까지 심한 통증을 느낀다.

- 통증은 낮보다는 밤에, 맑은 날보다는 습한 날에 더 많이 아프다. 통증이 심할 때는 쑥뜸, 황토한증 등의 온열치료로 통증을 완화시켜주어야 한다.

- 췌장암 환자의 가장 흔한 증상으로서 황달이 있는데 진한 갈색이나 붉은색 소변을 보게 된다. 환자들 가운데는 황달인 것은 모르는 채 붉은색의 소변을 먼저 호소하는 경우가 많다.

- 황달로 인해 피부와 눈의 흰자위가 노란색으로 변하고, 소변색이 갈색이 되며 피부에 가려움증이 생긴다. 또한 대변의 색이 흰색이나 회색으로 변하고, 지방을 잘 소화시키지 못해 지방변이나 오심, 구토 증세를 보이기도 한다.

- 뚜렷한 이유 없이 몇 달에 걸쳐 체중이 계속 감소하는데 이상적인 체중을 기준으로 10% 이상 감소하게 된다. 이는 췌장액이 적게 분비되어 흡수 장애와 식욕부진, 통증으로 인한 음식물 섭취 저하, 췌장암의 간으로의 전이나 원격 전이 등 여러 원인으로 생긴다.

- 소화 장애가 생긴다. 다른 소화기 검사에서 아무런 이상이 없는데도 이상하게 소화기 계통의 증상이 지속될 때가 있다. 췌장암에 걸리면 암세포가 십이지장으로 흘러가는 소화액을 막아 지방 소화에 문제를 일으킨다. 이렇게 되면 변이 평소와 달리 물 위에 떠 있으며 옅은 색의 기름기가 많은 변을 보게 된다.

- 암세포가 위장으로 퍼지면 식후의 불쾌한 통증, 구토, 오심이

생긴다. 그리고 갑자기 당뇨병이 나타나거나 기존의 당뇨병이 악화되기도 하며 췌장염의 증상을 보인다. 이미 언급한 대로 당뇨병은 췌장암의 원인일 수도 있지만 종양의 결과로서도 생길 수 있다. 따라서 40세 이상의 사람에게 갑자기 당뇨병이나 췌장염이 생기는 경우 췌장암의 발생을 의심할 수 있다.

- 환자의 5% 이하에서 위출혈, 장출혈, 우울증이나 정서 불안 등의 정신장애가 나타난다.

식도암

 식도암이란 식도에 생긴 암을 말한다. 주로 50~60대의 남자에게서 많이 발생하며 술, 담배와 밀접한 관련이 있다. 식도암은 위치에 따라서 경부식도암, 흉부식도암, 위-식도 연결부위 암으로 나눌 수 있으며, 암의 조직 형태에 따라 편평상피세포암, 선암, 림프종, 흑색종 등으로 나눌 수 있다. 우리나라를 비롯한 동아시아 국가들에서는 편평상피세포암 발병 환자가 많으며, 북아메리카나 유럽 등지에서는 선암의 발생률이 높다.

 주요 원인으로는 뜨거운 음식, 영양 결핍, 독소, 만성적인 식도 자극, 흡연, 음주, 방사선, 역류성 식도염 등이 원인이라고 알려져 있다. 식도는 잘 늘어나는 성질을 가지고 있어서 초기에는 특별한 증상이 없을 수도 있다. 따라서 식도암의 증상이 발현된 경우에는 이미 상당히 진행된 경우가 많다. 초기 증상이 별로 없기 때문에 주로 건강검진 시에 내시경 등의 검사에서 우연히 발견되는 경우가 많다.

〈식도암의 주요 증상〉

- 식도는 음식이 지나가는 통로이므로 식도암이 진행되면 음식을 삼키기 어렵고 통증을 느낀다. 처음에는 고기나 깍두기 같은 고형 음식에서부터 시작하여 점차 병이 깊어짐에 따라 나중에는 죽이나 미음, 물도 삼키기 어렵게 된다.
- 크기가 큰 음식을 먹을 때 걸리는 느낌이 나거나 앞가슴이나 등 쪽에 통증을 느낄 수도 있다.
- 음식을 삼키기 어렵기 때문에 자연히 식사가 불편해지고 식사량도 줄어 심한 체중 감소와 영양실조가 동반될 수 있다.
- 식도암이 식도의 내강을 거의 막아서 음식물이 아래로 내려가지 못하게 되면 먹었던 음식물이 다시 입으로 올라오는 증상이 생길 수 있으며, 입으로 올라온 음식물이 기도로 흡인되어 기침이나 흡인성 폐렴 등의 증상이 함께 나타날 수도 있다.
- 식도암이 진행되어 주변 기관에 침윤되면 여러 가지 증상이 나타난다. 식도 바로 뒤의 척추를 침범하면 등 쪽에 통증이 올 수 있고, 기관(氣管)을 침범하면 기침, 객혈 등의 증상이 나타난다.

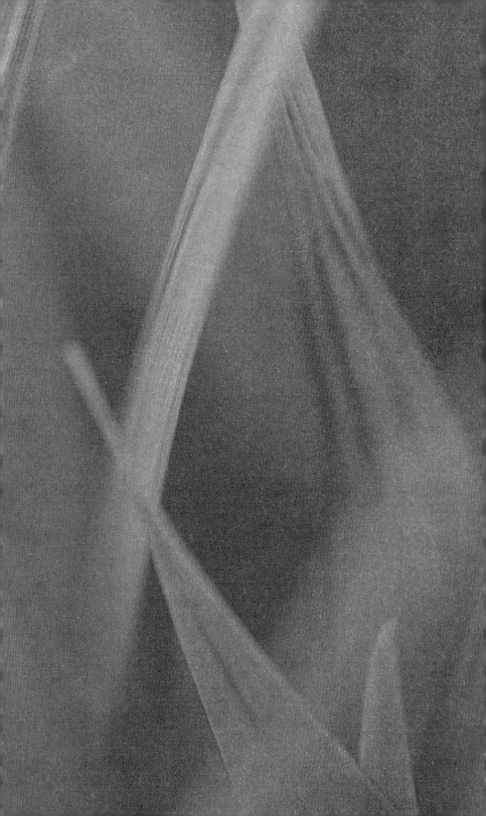

Chapter 05

암을 물리치는
우리의 전통 음식

죽염

죽염이란 천일염을 대나무통 속에 넣고 아홉 번을 반복해서 구워 고열 처리한 소금이다. 조상 대대로 전해 내려오던 약소금에서 단서를 얻어 지금과 같은 죽염으로 개발한 사람은 민속의학자 인산 김일훈 선생(1909~1992)이다.

죽염이라는 명칭은 그가 1981년에 펴낸 책 『우주(宇宙)와 신약(神藥)』에 처음 나온다. 그 후 1986년에 나온 책 『신약(神藥)』이 크게 호응을 받으면서 죽염이 세상에 널리 알려졌다.

죽염은 위염, 위궤양, 장염, 대장궤양 같은 갖가지 염증성 소화기관 질병과 축농증, 비염, 안질 그리고 암이나 당뇨와 같은 성인병과 탈모증, 습진, 화상 등 갖가지 외과질환에 이르기까지 각종 질병의 예방과 치료에 효과가 있다.

요즘은 소금이 몸에 좋지 않다고 하여 무조건 소금의 섭취를 줄이려 드는 사람이 있다. 그러나 죽염의 성분인 소금은 사람을 비롯한 모든 생물체의 생리에 없어서는 안 되는 중요한 물질이다. 사람은 혈액 속에 0.8% 정도의 소금이 들어 있지 않으면 생명을 유지할 수 없다.

예로부터 우리 조상은 민간요법으로 소금을 볶아 대통 속에 넣고 한두 번 구워서 체했을 때나 소화가 안 될 때, 상처가 났을 때, 지혈제나 소독제, 이를 닦는 재료 등으로 써왔다. 이 민간요법은 지금도 우리나라의 여러 지방에 남아 있는데 이렇게 구운 소금을 '구염' 또는 '약소금'이라 불렀다.

죽염은 한반도 서해안에서 나는 천일염을 3년 이상 자란 대나무를 잘라서 만든 통 속에 다져 넣고 깊은 산에서 파온 붉은 진흙(황토)으로 입구를 막은 다음 쇠로 만든 가마에 넣고 소나무 장작불로 아홉 번을 구워서 만든다.

소나무 장작불로 한 번 구우면 대나무는 타서 재가 되고 소금은 녹으면서 굳어 하얀 기둥처럼 된다. 고열로 구워지는 동안 소금에는 대나무의 약 성분, 황토의 약 성분, 소나무의 약 성분, 백금의 약 성분이 불기운에 밀려 스며들게 된다. 이렇게 굳어진 소금 덩어리를 가루로 빻아 다른 대통에 넣고 굽기를 거듭한다.

한 번씩 구워낼 때마다 소금 빛깔이 차츰 회색으로 짙어지는데 마지막 아홉 번째 구울 때 송진을 뿌리면서 풀무질을 하여 불의 온도를 1천도 넘게 올리면 소금이 녹아 용암처럼 흘러내린다. 이것이 식어 굳으면 돌덩어리나 얼음덩어리 모양이 되는데 이것을 먹기 편하도록 가루 내거나 작은 알갱이로 만든 것이 완성된 죽염이다.

　죽염을 만드는 주요 재료인 천일염, 대나무, 황토, 소나무 장작 등은 모두 우리나라에서 난 것을 써야 한다. 우리나라 서해안에서 난 소금에 갖가지 미량 원소가 가장 많고 대나무 또한 우리 땅에서 자란 것이 약 성분을 가장 많이 포함하고 있기 때문이다. 요즘은 시중에 잘 만들어진 죽염이 많이 나오므로 직접 만들기보다는 전문회사에서 나오는 질 좋은 죽염을 구입하는 것도 괜찮다.

소금은 왜 중요한가?

　사람의 건강을 해치는 가장 큰 원인은 신진대사의 이상이다. 신진대사가 제대로 이루어지지 않을 때 혈액이 산성화되고 면역성이 떨어져서 갖가지 질병이 생길 위험이 높아진다. 이처럼 중요한 신진대사에 꼭 필요한 것이 소금이다.

　그러나 소금 속에는 이로운 물질과 해로운 물질이 함께 들어 있다. 소금 속에는 갖가지 미량 원소들이 많이 들어 있는데 이들 미량 원소 중에는 인체 대사 작용에 꼭 필요한 필수 원소도 있지만 간수나 비소 같은 몸에 해로운 것들도 들어 있다.

　문제는 소금 속에 들어 있는 해로운 성분이다. 이 해로운 성분 때문에 '소금을 많이 먹으면 건강에 해롭다'는 식의 이론이 생겨났다. 그러나 이런 이론은 소금에 대한 편견에 지나지 않는다.

소금을 고온으로 열처리 하면 소금 속에 있는 해로운 성분이 제거되고 소금의 좋은 성분만이 남게 된다. 따라서 가정에서도 볶은 소금을 이용하여 김치, 된장, 간장, 고추장, 젓갈 등을 만들어 먹으면 불순물이 제거되어 몸에 이로운 소금을 섭취할 수 있다.

소금의 종류도 문제가 된다. 요즘 대부분의 사람들이 먹고 있는 소금은 정제염이다. 정제염이란 자연 그대로의 천일염이 불결하고 맛이 없다고 하여 자연소금에 붙은 갖가지 미량 원소들을 다 깎아낸 것이다. '꽃소금', '흰 소금' 등으로 부르는 정제염은 천일염에 붙어 있는 여러 가지 광물질 즉, 유산칼륨, 유산마그네슘, 철, 요오드 같은 미량 원소들을 상당 부분 제거한 소금이다.

정제염은 1970년대, 일본으로부터 들어오게 되었다. 일본은 화산지대가 많은 국토의 특성상 소금의 생산이 어려워 남미와 호주 등지에서 소금을 수입하여 정제해서 먹었는데 정제 소금은 단시간에 저렴한 비용으로 생산할 수 있었다. 그러나 현재 세계 대부분의 나라에서는 이러한 정제염을 먹지 않는 추세이다.

정제염의 좋지 않은 점이 부각되어 소금은 무조건 나쁘다고 생각해서 섭취를 줄이는 경우가 있는데 요즘엔 오히려 소금 부족으로 생기는 질병이 흔히 나타나고 있다. 가장 흔한 것으로 소금이 부족하면 사고력이 둔해지고 나른해지며 잠이 잘 안 온다.

이 같은 증상은 혈액 속에 소금이 부족하여 산소를 체내에 제대로 공급하지 못하기 때문이다. 뿐만 아니라 소금 부족이 노인성 치매의 원인이라는 발표가 있으며 몸속의 염분이 부족하면 암에 쉽게 걸린다는 보고도 있다.

죽염의 효능

죽염은 왜 다양한 질병의 치료에 효과가 탁월할까? 죽염은 소금이 본디 지니고 있는 특성 즉, 세포를 썩지 않게 만드는 성질을 훨씬 높인 소금이다. 모든 생명체는 몸속의 염분이 부족하면 질병에 대한 내성이 약해져 쉽게 병에 걸리는데, 죽염은 바로 이 짠 성분을 보충하여 갖가지 염증이나 질병을 예방하는 효과가 있다.

죽염은 항균 작용과 면역 증강 효과가 뛰어나 면역계 이상으로 인한 각종 관절 질환과 전신 질환 및 이로 인한 염증 질환에 탁월한 효과가 있다. 죽염은 관절 질환 치료의 보조 요법으로도 효과가 있다. 죽염의 구체적인 효능은 매우 다양하다.

• 위장을 튼튼히 한다. 좋은 약은 인체의 근원인 위장을 다스려 가면서 병을 치료한다. 죽염은 건강의 근원인 위장을 튼튼히 하며 염증 질환을 원인적으로 치료하는 약리 작용을 한다.

인체의 자연 생리 기능을 강화시키고 체질을 개선시킴으로써 염증 질환을 치료하는 것이다.

- 죽염의 강한 해독 작용은 몸에 생긴 독성을 빠르게 씻어주어 여러 질환을 치료하는 데 도움을 준다. 간의 해독에도 뛰어나 비염, 천식, 아토피 등 각종 알레르기에도 좋다.
- 김치를 담그거나 다른 농작물을 조리할 때 죽염으로 간을 하면 농작물에 잔류해 있는 각종 농약을 해독해준다.
- 병균을 잡아먹는 백혈구의 수를 증가시키고 살균력을 강화시키는 중요한 역할을 한다.
- 만병의 근원은 피가 흐려지는 데서 시작한다. 죽염은 피를 맑게 하는 작용을 하므로 모든 병을 근원적으로 치료하고, 각종 성인병을 예방한다.
- 소염 작용을 한다. 염증을 제거하는 데 탁월한 효능이 있어서 곪은 환부에 죽염을 뿌리면 염증이 치료된다.
- 산성 체질을 약알칼리성 체질로 바꾸어준다. 이렇게 되면 면역성과 저항력이 높아져 어떠한 병에도 끄떡없는 강인하고 단단한 체질이 된다.
- 공기를 정화하고 악취를 제거한다. 죽염은 사람에게는 약이 되나 해충에게는 독이 되기 때문에 구충제로도 사용된다.
- 각종 공해 식품, 술, 담배, 약 등으로 체내에 노폐물이 쌓이면 입과 몸에서 악취가 나는데, 죽염은 체내에 쌓인 노폐물을 제거하는 효과가 있어서 문명병에 시달리는 현대인들에게 도움이 된다.

- 위액의 원료인 위산을 생산해 음식물의 소화를 촉진시키므로 식욕이 좋아지는 효과가 있다.
- 해열 작용을 한다. 균이 쌓여 염증이 생기면 열이 발생하는데 죽염은 살균 작용으로 열을 내려주는 효과가 있다.

죽염, 이렇게 먹자

- 죽염은 짠맛이 강하며 달걀노른자 맛이 약간 나기 때문에 처음 먹거나 비위가 약한 사람은 구토를 하는 경우도 있다. 그러나 습관이 되면 특유의 맛을 느낄 수 있게 된다. 죽염을 먹는 제일 좋은 방법은 쌀알 정도의 크기로 입에 물고 있다가 침과 함께 녹여서 천천히 삼키는 것이다. 이렇게 시작하여 처음에는 틈나는 대로 하루 5~10번 복용하다가 차츰 양을 늘린다.
- 항암약차 또는 생강과 감초를 각각 반씩 넣고 차를 끓여서 그 찻물과 함께 죽염을 한 찻숟가락씩 먹어도 된다. 약국에서 쉽게 구할 수 있는 활명수나 위청수, 가스명수와 같은 드링크제와 함께 복용할 수도 있다.
- 수시로 죽염을 먹는 것이 부담스럽다면 모든 음식의 간을 죽염으로 맞추는 것도 좋은 방법이다. 가령 김치, 간장, 된장, 고추장을 담글 때는 물론, 평소에 국이나 찌개, 반찬 등의 간을 맞출 때에도 죽염을 사용한다.
- 일반 소금에 비하면 죽염의 가격이 상대적으로 비싼 편이므

로 일반 가정에서 요리용으로 죽염을 쓰기란 만만치 않은 일이다. 이런 경우에는 반드시 고열 처리된 소금을 이용하여 장류와 반찬 등을 만들어 먹으면 건강을 유지하는 데 많은 도움이 된다.

죽염을 이용한 전통 음식

된장이나 간장, 고추장, 청국장 같은 전통 발효식품은 우리 조상의 오랜 지혜가 깃들어 있는, 세계에 내놔도 손색이 없는 우수한 식품이다. 이러한 장류 식품에 항암 성분이 있다는 사실은 이제 전 세계의 사람들에게 널리 알려져 있다.

이러한 우리의 전통 음식에 죽염을 접목시키면 그 용도와 효능이 더욱 증가하므로 자연스러운 식생활 속에서 활용하기를 권하고 싶다. 병을 갖고 있는 사람에게는 치료의 효과가 있으며 보통의 사람들이 건강을 지키는 데에도 더없이 좋을 것이다. 평소에 우리가 즐겨 먹는 김치나 간장, 고추장, 된장 등의 장류에 죽염으로 간을 맞추는 것만으로도 그 효능은 놀라울 만큼 달라진다.

대표적인 죽염 발효식품으로는 죽염간장이 있다. 죽염으로 간장을 담글 때에는 메주콩이 아닌 쥐눈이콩을 사용한다. 쥐눈이콩은 콩 중의 왕자라고 할 만큼 인체의 수(水)장부인 콩팥과 방광의 약으로 쓰이며, 색이 검고 해독 작용이 매우 강하기 때문이다.

이렇게 쥐눈이콩과 죽염을 이용해서 담근 간장은 해독성이 뛰어나며 그 효능은 우리가 상상하는 것 이상이고 용도 또한 무궁무진하다. 무엇보다 죽염간장은 만병을 예방할 뿐만 아니라 약해지거나 파괴된 인체 조직을 빠르게 회복시켜준다.

죽염간장은 오래 묵으면 묵을수록 더 훌륭한 약이 된다. 죽염간장을 가정에서 담아 국이나 여러 음식에 섞어 먹으면 요즘의 각종 공해 독, 괴질, 암 등 만병을 예방하고 치료해준다.

죽염으로 간장을 만들면 죽염 자체보다 그 해독 작용이 훨씬 더 강하다. 공해로 인한 병, 난치병 등에 죽염 간장을 활용하면 매우 효과가 빠르고 정확하다. 또한 파괴된 조직을 신속히 아물게 해서 위궤양 십이지장궤양 등 각종 궤양에 특히 눈부신 효과를 발휘한다.

각종 암의 치료는 물론이고 피부병이나 습진, 무좀, 눈병, 축농증, 중이염 등과 같은 질병에 걸렸을 때 환부에 바르기만 해도 즉시 회복 반응을 보인다. 죽염간장을 뜨고 난 뒤의 메주를 이용해서 된장과 고추장을 만들면 맛도 좋을 뿐만 아니라 건강에도 매우 탁월하다.

또한 김치를 담글 때에도 죽염을 이용해서 배추를 절이고 간을 맞춰 먹는다면 자신도 모르는 사이에 병이 호전되는 것을 체험하게 될 것이다. 병이 없는 사람들은 자연스럽게 질병을 예방하는 효과를 볼 수 있다.

배추와 오이는 죽염에 절이면 해독제가 되고, 수분을 잘 통하게 하며 무와 합세하여 소화력을 증강시킨다. 죽염김치는 특히 위염, 위궤양, 소화불량, 위암, 췌장암 등 소화성 기관의 질병을 치료하는 데 효과가 좋다.

죽염을 이용한 음식으로 무장아찌를 추천한다. 이것은 무를 가늘게 채 썬 다음 상하지 않게 죽염가루를 뿌려 짜게 절인 것으로 절인 뒤 열두 시간가량 지나면 먹을 수 있다. 죽염을 써서 치료하는 모든 질병에 널리 활용할 수 있으며 특히 위암, 위궤양, 위하수, 식도암, 식도염 등에 효과가 크다. 무를 죽염으로 삭히면 우수한 소화제가 되며 위장 등 여러 장기의 상처를 빨리 회복시킨다.

천연 유황

유황은 물과 소금처럼 생명체에 반드시 필요한 물질이다. 물과 소금이 인체에 꼭 필요하다는 것은 흔히 알고 있지만 유황이 필수적인 물질이라는 것은 모르는 사람들이 많다. 보통 사람의 몸에는 약 140g의 유황이 있다.

유황은 우리 몸속에서 수소, 산소, 질소, 나트륨에 이어 여덟 번째로 인체에 많이 포함되어 있으며 오장육부를 비롯하여 머리카락, 손톱, 발톱, 세포 하나하나에까지 분포되어 있다. 가장 많이 함유하고 있는 곳은 심장을 둘러싸고 있는 심낭이다. 그래서 심장에는 암세포가 거의 살 수 없는 것이다.

유황은 항암 작용, 해독 정화 작용, 염증 제거와 살균 작용, 뼈 강화 작용을 하며 콜레스테롤 합성 억제 및 혈전을 분해하는 중요한 물질이다. 유황은 세포와 세포막 계통을 손상시켜 각종 암을 발생시키는 유해 물질인 활성산소를 제거한다.

노화와 암을 유발시키는 활성산소 중에서 가장 독성이 강한 것 가운데 히드록시 라디칼이 있는데 유황은 이것의 공격을 받아 손상된 DNA를 복구시켜주는 세포 치료사의 역할을 한다.

암을 죽이는 면역세포에는 NK세포, 대식세포가 있으며 면역세포를 활성화하는 것으로는 LAK세포, 종양을 죽이는 TNF세포가 있는데 유황은 이러한 유익한 세포의 생산을 촉진한다. 또한 중금속과 유해 물질, 각종 공해의 독을 해독하기 때문에 암을 다스리고 예방하는 데 큰 효과가 있다.

유황은 오래전부터 만병을 물리치는 '천하의 명약'으로 알려져왔다. 다만 광물성 유황은 너무 강한 열성과 독성으로 인하여 약으로 사용할 때 부작용이 많아 함부로 사용하지 못했다. 유황을 약으로 사용하기 위해서는 먼저 열과 독을 정화시켜야만 한다.

이렇게 하여 널리 알려지게 된 것이 바로 '유황오리'다. 유황의 해독을 오리에서 찾은 사람은 앞서 소개한 바 있는 인산 김일훈 선생이다. 선생은 오리의 강력한 해독 정화 능력을 이용하여 유황의 강한 열성과 독을 정화시킨 뒤 사람으로 하여금 간접적으로 섭취할 수 있도록 창안했다.

흔히 유황을 광물성으로 생각하여 우리가 먹는 음식에는 없을 것으로 생각하지만 자연 속에도 무독한 천연 유황이 존재한다. 한국인이 즐겨 먹는 마늘, 양파, 파, 부추, 고추, 겨자 등의 식품은 특히 유황을 많이 함유하고 있다. 따라서 이런 식품을 이용하는 것만으로도 우리 몸에 필요한 유황을 충분히 섭취할 수 있다.

김치는 이처럼 유황 성분을 많이 함유한 식재료들로 만들어진 식품이다. 특히 마늘에는 알리신^Allicin^이라는 유황 아미노산이 다량 들어 있어 유황 채소군의 왕이라 불린다.

마늘에 상처를 내면 특이한 냄새가 나는 것은 주성분인 알리신 때문이다. 마늘의 유황 성분을 제대로 섭취하기 위해서는 마늘을 갈아서 다른 음식물과 함께 숙성시켜 먹어야 한다. 따라서 마늘을 양념으로 한 김치는 유황 성분을 섭취할 수 있는 최상의 방법이라고 할 수 있다.

한국인들은 생선회를 먹을 때 생마늘과 겨자를 곁들여 먹는다. 곰탕이나 설렁탕을 먹을 때에도 잘게 썬 파를 가득 넣어 파국처럼 먹는다. 겨자는 생선회를 살균하고 파는 설렁탕 고기 속에 있는 독을 살균, 해독시키는 효과가 있다. 또 파에는 '디알리설파이드'라는 유황 성분이 들어 있어 살균, 살충 작용을 도와준다. 우리 조상들의 현명한 식습관이라고 할 수 있다.

마늘

마늘은 대표적인 항암 식품이다. 매운맛과 단맛을 함께 가지고 있으며 성질은 따뜻하고 열이 있다. 마늘은 물론 좋은 음식이지만 모든 것들이 양면성을 갖고 있듯이 약간의 독을 갖고 있기도 하다.

마늘은 식품 중에서 보양 효과와 염증 치료, 항암 효과가 탁월한 식품이다. 마늘과 죽염의 약성이 서로 합해지면 썩은 살을 없애고 새살을 돋게 하는 효능이 있어 염증을 치료하고 체력을 돋우는 효과도 아주 좋다. 마늘은 밭에서 자란 것이 논에서 자란 것보다 좋다. 효능은 물론 보관의 편리성도 밭 마늘이 우수하며 수입종보다는 재래종 육쪽마늘이 효과적이다.

마늘의 효능은 마늘 냄새의 성분에도 있다. 생마늘은 자극이 심하여 많이 먹을 수도 없고 냄새도 많이 나지만 마늘을 익히면 매운맛과 특유의 냄새가 없어진다.

흔히 마늘은 익혀서 먹으면 효능이 없어진다고 생각하는 사람들이 많은데 그렇지 않다. 마늘을 생으로 먹는 것이 좋다고 생각하는 이유는 마늘 속에 든 '알리나제'라는 단백질 분해 효소가 열을 가하면 파괴되기 때문이다. 그러나 익혀서 먹더라도 우리 몸속에 있는 비타민B가 알리나제의 기능을 대신하기 때문에 마늘의 효능이 사라지는 것은 아니다.

마늘의 효능

몇 년 전, 세계적으로 '사스'라는 전염병이 유행했을 때 유독 한국에만 그 전염병이 힘을 쓰지 못해서 세상을 놀라게 한 적이 있다. 무서운 속도로 퍼져나가던 질병이었는데 우리나라 사람들 입장에서는 싱겁게 지나간 셈이다.

당시 그 원인에 대해 연구한 결과, 한국인이 먹는 음식에서 해답을 찾는 사람들이 많았다. 그중 가장 많이 꼽힌 것이 마늘이다. 마늘은 거의 모든 한국 음식에 빠지지 않고 들어가는 양념으로서 항암·항균 효과가 탁월하다.

마늘은 대표적인 항암 식품이다. 마늘에는 유기성 게르마늄과 셀레늄, 디아릴, 디설파이드, 스코르디닌, 천연 유황 등이 함유되어 있어서 죽어가는 세포를 되살리고 암세포의 성장을 예방하고 억제한다.

항균성 물질을 함유한 식품 중에서 항균 작용이 가장 강력한 것이 마늘과 양파라고 한다. 마늘에 함유된 식물살균소는 알리신으로서 포도상구균, 뇌막염균, 폐렴균, 이질균, 대장균, 결핵균, 콜레라균, 디프테리아균 등에 모두 살균 작용을 한다. 여러 가지 내성 세균에도 반응하며 항바이러스 작용, 살균 작용이 있기 때문에 감기의 병원체를 약화시키거나 감기에 의한 합병증을 경감하는 강력한 힘이 있다

마늘은 보통 항암 작용으로 유명하지만 보양 효과도 탁월하다. 마늘은 유황오리와 마찬가지로 세계 10대 영양 식품으로 선정될 정도로 강력한 보양 효과가 있는 식품이다. 생마늘을 그대로 먹을 때 가장 항암 효과가 높고, 음식에 넣을 때는 다진 마늘을 10분 정도 공기 중에 두어 색깔이 노랗게 변한 뒤에 넣는 것이 좋다. 이때 효소가 화학반응을 일으켜 항암 작용을 하는 알릴설파 화합물이 만들어지기 때문이다.

또한 마늘에는 마늘티아민이 들어 있어서 몸을 움직이기 위한 원동력을 제공한다. 이것은 우리가 마늘을 먹을 때 몸에 필요한 만큼 사용된 후에 나머지는 몸 여기저기에 저장되어 나중에 이용된다.

마늘에는 게르마늄도 들어 있는데 이것이 비타민B1과 결합하면 비타민B1을 무제한으로 흡수하고 체내에 저장하여 몸이 지치거나 피로할 때마다 재사용하여 체력을 증강시키는 역할을 한다.

마늘의 시스테인과 메티오닌 성분은 강력한 해독 작용으로 간장을 강화시키며 알리인, 알리신, 치오에텔, 멜가프탄, 유

화수소 성분 및 그 유도체는 수은 등 중금속을 배출하고 세균을 제거하는 기능을 한다.

마늘은 또한 칸디나알비칸균 등의 병원성 진균을 억제하고 살균하는 작용을 한다. 또한 심장박동수를 늦추어 심장 수축력을 증가시키고 말초혈관을 확장시켜 동맥경화를 개선한다.

그 밖에도 마늘에 들어 있는 알리신은 혈액을 잘 순환시키고 맑고 따뜻하게 하며 냉증과 동상을 치료한다. 또한 정력을 증강시키고 노화를 예방할 뿐만 아니라 남성호르몬의 분비를 촉진하여 생식 기능을 강화한다.

알리신은 당뇨 개선 효과도 있는데 췌장세포를 자극하여 인슐린의 분비를 촉진하기 때문이다. 조혈 작용을 해서 철분의 흡수를 도와주며 아토피성 피부염의 알레르기 억제 효과도 있다. 또한 신장에 작용해서 소변의 배설 능력을 높이고

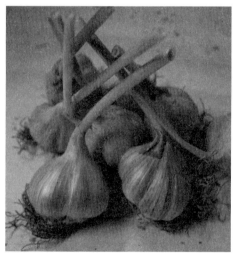

:: 항암 효과가 좋은 마늘.

간 기능을 회복시키는 기능이 있다.

마늘은 이처럼 몸에만 좋은 것이 아니라 인체의 신경에도 작용하여 신경세포의 흥분을 진정시키고 스트레스를 해소하며 불면증을 개선시키는 효과가 있다. 신경이 예민하여 수면 장애를 느끼는 사람들은 마늘을 이용해보는 것도 하나의 방법일 것이다.

마늘은 체질에 관계없이 모든 사람에게 좋은 건강식품이며 항암 작용과 항염증 작용, 항균 작용, 이뇨 작용, 면역 증강 작용, 강심 작용이 뛰어나고 쇠약한 체력을 회복하는 데 아주 좋은 식품이다.

마늘, 이렇게 먹자

그렇다면 어떻게 해야 마늘을 가장 효과적으로 먹을 수 있을까? 요리에 넣어 먹는 것도 좋은 방법이지만 양념으로 먹는 것에는 한계가 있다. 따라서 마늘을 감자나 고구마처럼 하나의 음식으로 생각해서 먹으면 섭취량을 늘릴 수 있다.

마늘은 굽거나 찌는 방법을 이용해서 익혀 먹으면 좀 더 편하고 부담 없이 먹을 수 있다는 장점이 있다. 까지 않은 마늘을 몇 쪽으로 쪼개어 전자레인지나 오븐에 넣어 완전히 익혀 먹거나 프라이팬 위에 올려놓고 은근한 불로 완전히 익혀서 먹어도 좋다.

구운 마늘을 먹을 때는 처음에는 하루에 1~2통을 3~4회에 나누어 먹는 것이 적당하며 효과를 좀 더 높이기 위해서는 질 좋은 죽염을 찍어 먹도록 한다. 양은 몸에서 흡수되는 것을 봐가면서 늘리되 몸에서 흡수가 되면 소화력을 감안하여 하루에 한 통씩 늘려나간다.

마늘과 함께 먹는 죽염도 처음에는 마늘에 조금씩 찍어서 먹다가 점진적으로 늘리는 것이 좋다. 마늘을 죽염에 찍어서 먹을 경우, 혈압이 높거나 신장이 약한 사람은 이상 증세를 보일 수 있으므로 고혈압 환자는 혈압이 상승하지 않는 범위 내에서, 신장이 약한 사람은 몸이 붓지 않는 범위 내에서 복용해야 한다.

심장이 약한 사람도 몸에서 흡수되는 것을 보아 조금씩 양을 늘려가야 한다. 일부 사람들은 하루 한 통 이상의 마늘을 복용하면 해롭다는 이론을 제기하는데, 익혀서 먹으면 그런 걱정은 하지 않아도 된다.

물론 그 밖에도 음식을 조리할 때 양념으로 넣어서 먹는 등 다양한 방법으로 많이 섭취하는 것이 좋다. 요즘은 섭취하기 편리하게 시중에서 판매하는 마늘환을 복용하는 사람들도 있다. 위염, 위궤양, 장염, 변비 등으로 고생하거나 평소 기력이 약하고 늘 피로를 느끼는 사람들은 마늘과 죽염을 꾸준히 장복하면 건강을 회복할 수 있다.

초콩

초콩은 콩을 식초에 불려서 먹는 것인데 초콩에 사용하는 콩은 토종 약콩으로 널리 알려진 서목태(鼠目太)를 사용하면 더욱 좋다. 쥐눈이콩이라고도 불리는데 껍질이 까맣고 윤기가 나는 것이 좋다. 예전에는 요리에는 활용하지 않았으나, 요즘엔 몸에 좋다고 해서 밥에 넣어 먹을 뿐만 아니라 다양하게 활용하고 있다.

서목태는 다른 콩과 달리 혈액순환을 촉진하는 효능을 지니고 있어 질병의 예방과 치료에 많이 사용되고 있다. 말기 암 환자들에게는 최상의 영양 공급 음식이며 종양의 억제를 위해 다른 약물과 함께 배합하여 사용하면 항암 약물의 투과성을 높인다. 그 외에 암 예방과 재발 방지, 비만, 당뇨, 고지혈증, 어린이의 성장, 신장 질환, 산후풍 등에 많이 사용된다.

콩은 양질의 식물성 단백질 식품으로서 혈관을 튼튼하게

해준다. 비단 서목태가 아니더라도 콩을 먹으면 동맥경화나 고혈압 예방 효과가 있는데 그 이유는 콩에 콜레스테롤을 감소시키는 레시틴이나 토코페롤과 같은 성분이 들어 있기 때문이다. 이런 성분들이 우리 몸의 이뇨 작용과 해독 작용, 변비 해소 작용을 돕는다.

사람들이 잘 모르고 있는 사실 중의 하나가 콩은 매우 훌륭한 다이어트 음식이라는 점이다. 콩에는 올리고펩타이드가 들어 있어서 지방의 흡수를 억제하고 지방이 몸에 축적되기 전에 소모하기 때문에 다이어트 효과가 있다.

초콩을 만드는 데 쓰이는 식초는 양조 식초보다 자연 식초가 좋다. 각종 유기산이 풍부하고 인체의 신진대사를 돕는 물질이 들어 있어 인체의 신진대사를 신속하고 원활하게 진행시키기 때문이다. 자연 식초는 또한 체내에서 생성된 노폐물과 각종 산성 물질을 몸 밖으로 배출시켜 체지방의 합성 속도를 늦추고 지방의 분해를 촉진시킨다.

콩과 자연 식초는 따로따로 먹어도 훌륭한 건강식품이다. 그러나 콩이 가진 특성과 식초의 체지방 분해 기능, 피로물질 배출 기능이 어우러지면 서로의 작용을 상승시켜 항암 작용, 장 청소, 변비 개선 등에 한층 탁월한 효능을 갖게 된다.

이처럼 콩은 몸에 해로운 것을 배출시키는 동시에 이로운 영양분은 잘 소화 흡수될 수 있도록 하며 피로의 근원인 젖산을 배출시켜 피로를 회복시켜준다. 그러나 무엇보다 초콩이 가진 가장 큰 장점은 만들기가 간편하고 오랫동안 먹어도 부작용이 없다는 점일 것이다.

▶ 초콩, 이렇게 만들어요

1. 보통 약콩으로 알려진 서목태를 잘 씻어서 물기를 뺀 후 감식초 등의 자연 식초를 콩의 높이보다 약 5cm 정도 더 높이 올라오도록 넉넉하게 붓는다.

2. 일주일에서 열흘 정도 냉장 보관하면 콩의 비린내가 어느 정도 제거되는데 그때부터 복용하면 된다.

3. 하루에 서너 번, 한 번에 밥숟가락 하나 정도의 양을 편리한 시간에 섭취하되 상황에 따라 양을 조절한다.

〈초콩의 효능〉

- 초콩은 숙변 제거 및 다이어트식으로 탁월하다. 식초의 주성분인 초산이 몸속의 노폐물과 각종 산성 물질을 체외로 배출시켜 신진대사를 촉진하고 노폐물을 원활히 배설시켜서 지방을 제거하고 장의 운동을 활발히 해주기 때문이다.
- 초콩을 먹으면 체질이 산성에서 질병에 강한 알칼리성으로 바뀐다.
- 피로 회복 및 숙취 해소에 좋으며 혈액을 정화시키는 작용도 한다.
- 육체적, 정신적 노동으로 인해 몸과 뇌 속에 쌓이는 피로물질인 젖산을 분해한다.
- 초콩은 약알칼리성 식품으로서 육류나 곡류 등 산성 식품 위주로 식사하는 사람들에게 특히 좋다.

- 탈모를 예방한다.
- 혈압을 내리고 콜레스테롤을 줄여준다.
- 당뇨, 고혈압, 간장병 등 성인병 예방 효과가 있다.
- 갱년기 장애와 오십견에 도움이 된다.

감식초

감나무는 우리나라 중부 이남에서 자라는 식물로서 그 열매와 잎, 꼭지 모두 버릴 것 없이 여러 용도의 치료약으로 쓰이는 귀한 나무이다. 감의 구성 성분 중의 하나인 탄닌산은 점막 표면 조직의 수렴 작용을 통해 설사와 배탈을 멎게 하고 폐결핵, 기관지 확장, 폐종양, 자궁출혈, 치질 등으로 인한 체내 출혈을 억제하는 지혈 효과가 매우 우수하다.

감은 여타 과일이나 채소류보다 월등히 많은 비타민C를 함유하고 있어 여러 종류의 바이러스에 대한 저항력을 증가시키고 감기 예방에 뛰어난 효과가 있다. 비타민C는 콜라겐을 합성해 혈관을 튼튼하게 해줌으로써 고혈압 등 혈관 계통의 질병과 심장병 등 순환기 계통의 각종 성인병을 예방하고 치료하는 효과가 뛰어나다.

감식초는 생수 100cc에 감식초 10cc를 섞어 공복에 먹으면 홀륭한 건강식이 된다. 여러 가지 식초들이 있지만 그중 감식초가 건강에 가장 좋기 때문에 초콩이나 초란을 만들 때에도 감식초를 사용하면 좋다.

생식할 때 채소에 감식초를 쳐서 먹으면 맛도 좋고 소화도 잘된다. 감식초는 산도가 낮고 맛이 부드러워 그냥 마셔도 역하지 않기 때문에 하루 2~3회 정도 소주잔으로 반잔씩 그냥 마셔도 괜찮다.

갈증이 심할 때나 변비가 있을 때에는 생수나 꿀물, 과일즙, 우유 등에 감식초를 타서 마시면 효과를 볼 수 있다. 보통은 하루 세 번 식후에 먹거나 수시로 3~5회 정도 밥숟가락으로 반이나 한 숟가락 정도의 양을 반 컵에서 한 컵 정도의 물에 희석해서 마신다. 여기에 양질의 꿀이나 야채 효소를 희석해서 마시면 효과가 상승된다.

원액은 절대로 빈속에 마셔서는 안 되며, 원액으로 마실 때는 체했을 때나 속이 더부룩할 때 혹은 식사를 마친 후 바로 소주 잔으로 반에서 한 잔 정도 마신다. 음료수처럼 마실 때는 식초를 자기 입맛에 맞는 음료수와 섞어서 마시면 된다.

초두에서 우러나온 식초가 가장 좋으며 종종 병 바닥에 침전물이 생기는 경우가 있는데 이것은 먹어도 좋다. 감식초를 보관할 때는 20도 정도 되는 상온에 보관한다. 감식초를 다른 식초처럼 평소에 양념으로 사용하면 맛도 좋을 뿐만 아니라 건강에도 매우 이롭다.

▶ 감식초 만드는 방법

1. 잘 익은 감을 따서 약품 처리가 되지 않은 무공해 항아리에 담는다.
2. 약간의 감식초 원액을 첨가하여 5개월간 발효시킨다.
3. 찌꺼기를 짜내 체로 거른 뒤 깨끗한 항아리에 넣어 다시 7개월간 숙성시킨다.
4. 월동 기간에도 18~22℃의 온도를 유지하며 보관한다.

〈감식초의 효능〉

- 지방이 합성되는 것을 억제하고 체내의 과다한 지방을 분해시키는 작용이 있어서 감식초를 꾸준히 먹으면 다이어트에 도움이 된다.
- 음식의 PH를 저하시켜 보존 기능을 상승시키고, 신맛에 의해 소화액의 분비를 자극함으로써 입맛을 돋우는 역할을 한다.
- 인체의 에너지 대사에 관여하여 피로를 빠르게 회복시킨다.
- 생식을 할 때나 채소 샐러드를 만들 때 감식초를 넣으면 맛도 좋고 소화도 잘되며, 비타민 파괴도 늦출 수 있다.
- 감식초의 초산은 체내의 신진대사를 원활하게 하며 몸의 노폐물을 분해 · 배출시키는 작용을 하고, 체내에서 생성된 각종 산성 물질을 체외로 배출시켜 우리 몸을 중화 또는 약알칼리성 체질로 개선시켜준다.
- 몸을 유연하고 탄력 있게 해주며, 비만 및 노화 방지에도 효과가 탁월하다.
- 예로부터 연탄가스 등 가스에 중독되었을 때 해독제로 이용되어 왔다.

- 이뇨 작용 촉진, 체내의 염분 배설, 동맥 청소 등의 기능을 갖고 있다.
- 혈압을 안정시키고 동맥경화를 예방하기 때문에 뇌일혈, 중풍 등 고혈압 환자에게 좋다.
- 위액의 분비를 늘려주고 위액을 대역하는 기능이 있으며, 장 기능을 좋게 하여 소화를 촉진한다.
- 장내에 유해한 세균이 번식하는 것을 억제하기 때문에 변비를 개선시키며 피부 미용에도 좋다.
- 체내의 칼슘과 결합하여 생기는 신장결석의 원인인 수산칼륨을 체외로 배설시키는 작용을 한다.
- 식중독의 원인이 되는 포도상구균이나 살모넬라균, 대장균 등의 병원균에 대한 살균 효과가 있다.
- 숙취의 원인이 되는 아세트알데히드 등의 산성화 물질의 분해를 촉진한다.

녹즙

녹즙은 암 환자는 물론이고 일반인들도 적절히 활용하면 질병을 예방하고 치료하는 데 도움을 준다. 녹즙은 우리 몸에 없어서는 안 될 필수영양소인 비타민과 효소, 미네랄, 섬유소 등을 다량 함유하고 있기 때문에 단순한 식품의 차원을 넘어 훌륭한 건강보조식품이라고 말할 수 있다.

녹즙은 산성 체질을 약알칼리성으로 바꿔주며 몸속에 쌓인 독을 배출하는 작용을 한다. 또한 조혈 작용, 황산화 작용, 비타민 공급, 피를 맑게 해주는 작용, 신진대사 촉진, 장 청소, 피로 회복, 변비 해소 등의 효능이 있다.

그러나 몸에 좋다고 해서 무작정 녹즙을 선호하는 것은 위험하다. 요즘은 농약을 비롯한 각종 공해가 만연하는 시대이기 때문에 농약을 많이 사용한 녹즙 재료를 여과 없이 먹을 경우 각종 공해독이 몸에 그대로 흡수될 수도 있기 때문이다.

생각만 해도 아찔한 일이 아닐 수 없다.

 이처럼 오염된 환경 속에 살면서 가장 좋은 방법은 몸에 좋은 채소를 직접 재배해서 먹는 일일 것이다. 그러나 도시인들에게는 이 또한 쉬운 일이 아니다. 따라서 녹즙으로 효과를 보기 위해서는 무엇보다 믿을 수 있는 재료를 구하는 것이 중요하다. 또한 어떤 재료가 좋다고 해서 무조건 그 한 가지를 고집하기보다는 여러 채소를 고루 이용하는 것이 바람직하다.

 사람은 누구나 체질별로 자신에게 잘 맞는 음식이 있다. 채소 또한 마찬가지이므로 녹즙을 복용하기 전에 먼저 자신의 몸에 어떠한 재료가 잘 흡수되는지 확인해야 한다. 가능하면 흡수력이 높은 재료를 많이 활용하고, 흡수력이 떨어지는 재료는 적게 먹는 것이 좋다.

 녹즙의 재료를 고를 때에는 사람이 인위적으로 기른 것보다는 산과 들에서 자생하는 쑥, 씀바귀, 민들레, 머위, 미나리, 돌나물, 솔잎 등 자연에서 자라난 채소를 적절히 활용하는 것이 훨씬 효과적이다.

 간혹 녹즙이 몸에 좋다고 하여 무조건 많이 마시는 사람이 있는데 녹즙을 복용할 때는 몇 가지 주의할 점이 있다. 우선 녹즙을 처음 복용하는 사람은 소주잔으로 한 잔 정도씩 하루 한 번 복용하고, 몸에 흡수되는 것을 봐가면서 점진적으로 하루 세 번 정도로 양을 늘린다. 간혹 설사나 복통 등 소화 장애가 나타나는 경우가 있는데 이때는 복용을 중단했다가 정상으로 돌아온 뒤에 다시 소량으로 시작한다.

▶ 사상체질별 흡수력이 좋은 녹즙 재료

소양인	신선초, 케일, 미나리, 오이, 무, 연근, 열무, 토마토, 배, 참외, 수박, 쑥, 머위, 돌나물, 취나물, 솔잎, 양배추, 익모초, 쑥갓, 수박, 포도, 참외, 딸기, 복숭아, 멜론, 키위, 배, 파인애플, 바나나
소음인	양배추, 양파, 감자, 연근, 취나물, 쑥, 돌나물, 솔잎, 무, 열무, 쑥갓, 냉이, 달래, 씀바귀, 익모초, 파슬리, 귤, 오렌지, 레몬, 사과, 토마토, 딸기, 복숭아
태양인	양배추, 배추, 시금치, 푸른 상추, 감자, 고구마, 연근, 우엉, 오이, 쑥, 쑥갓, 취나물, 냉이, 씀바귀, 달래, 양파, 익모초, 케일, 솔잎, 귤, 오렌지, 레몬, 파인애플, 토마토, 딸기, 복숭아, 수박
태음인	당근, 오이, 양배추, 시금치, 푸른 상추, 감자, 고구마, 무, 열무, 연근, 우엉, 쑥, 쑥갓, 마, 취나물, 냉이, 달래, 돌나물, 씀바귀, 솔잎, 귤, 오렌지, 레몬, 사과, 수박, 토마토, 딸기, 복숭아

호두기름

호두기름은 기관지 천식, 폐렴, 폐암 등으로 인한 심한 기침, 가래, 객혈을 멈추게 할 때 쓰이며 폐와 신장 기능을 강화시키는 것으로 알려져 있다. 그렇기 때문에 신허 요통, 유정, 음위 등 몸의 허약으로 인해서 생긴 질병에 탁월한 효과를 나타내는 보양제라고 할 수 있다.

호두를 오랜 기간 꾸준히 먹으면 살이 찌고 힘이 생기며 피부가 고와지고 머리칼이 검어진다. 또한 호두 과육이 폐와 사람의 뇌처럼 생겼기 때문에 호두를 먹으면 폐의 기능이 좋아지고 머리가 총명해진다고 알려져 있다.

호두는 기침을 멎게 하는 데 좋은 효과가 있는데 기관지 천식으로 숨이 차고 기침이 나서 눕지 못할 때와 폐렴, 폐암 등으로 인한 심한 기침에 좋은 약이 된다. 폐암의 주요 증상으로 나타나는 기침은 매우 완고하여 기침약을 먹어서는 낫지 않는 경우가 있다. 이럴 때 호두기름을 복용하면 가래를 삭이고 기침이 조금씩 순해지면서 차츰 멎게 된다.

호두기름을 복용할 때 주의할 점은 마개를 꼭 막아서 어둡고 서늘한 장소에 보관해야 한다는 점이다. 호두기름은 산화하여 변질되기 쉬우므로 장기간 보관할 때는 기름병을 소금 속에 묻어두는 것이 좋다.

호두기름을 처음 먹을 때는 찻숟가락으로 한 스푼 정도의 양을 하루에 3~5회 복용하다가 차츰 양을 늘린다. 호두기름이 좋다고 해서 처음부터 한꺼번에 많이 먹으면 소화 기능에 이상이 올 수 있으므로 차츰 양을 늘려나가야 한다.

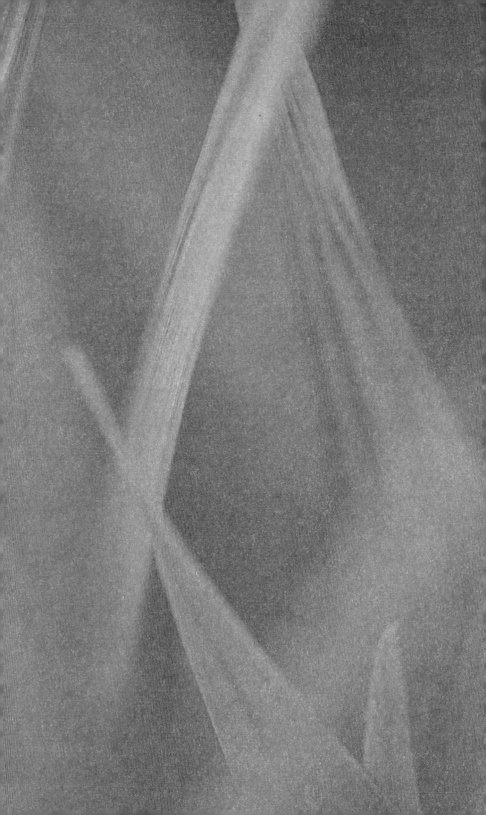

Chapter 06

우리 몸을 치료하는
항암 약재

느릅나무

흔히 유근피라고 불리는 약재 이름을 들어보았을 것이다. 요즘 유근피로 만든 샴푸까지 나오는 것을 보면 꽤 대중화된 약재가 된 것 같다. 이 유근피가 바로 느릅나무로 만든 약재다.

느릅나무는 키가 30m에 지름이 1m 넘게까지 자라는 거목이다. 그러나 키가 5~10m 정도로 자라거나 3~4m밖에 자라지 않는 난쟁이 느릅나무도 있다. 느릅나무는 우리나라 중부와 북부 지방의 산골짜기나 물가에서 흔히 자라는데 이른 봄이나 가을에 뿌리껍질을 벗겨서 약으로 쓴다.

느릅나무를 한자로는 유(楡)라고 하고 껍질은 유피(楡皮) 또는 유백피(楡白皮)라고 부르며 뿌리껍질을 유근피(楡根皮)라고 한다. 느릅나무 열매는 옛날 엽전 비슷하게 생겼는데 옛사람들은 유전(楡錢) 또는 유협전(楡莢錢)이라 불렀다. 열매를 따서 꽃잎과 섞어서 풀처럼 만들어두면 발효되어 훌륭한 음식이 된다. 이를 느릅나무장이라고 하는데 향기가 좋아 옛사람들은 회를 먹을 때 양념으로 흔히 먹었다.

느릅나무 뿌리껍질의 항암 작용에 대해서는 아직 과학적으로 밝혀진 바가 없다. 그러나 종기, 종창, 악창 등 갖가지 옹종(癰腫)의 치료에 쓴다는 기록이 옛 문헌에 적혀 있는 것으로 보아 항암 작용이 있을 것으로 생각된다. 실제로 느릅나무 뿌리껍질을 달여서 먹고 암 환자의 상태가 호전되었다는 사례가 있다.

『동의보감(東醫寶鑑)』에는 느릅나무 뿌리껍질의 약성에 대해 이렇게 적혀 있다.

"성질은 평하고 맛이 달고 독이 없다. 배출 작용을 돕는 기능을 하기 때문에 대소변이 통하지 못하는 병에 주로 쓰인다. 오줌을 잘 나가게 하고 장위의 사열(腸胃邪熱)을 없애며 부은 것을 가라앉히고 불면증, 후합증을 낫게 한다."

『동의학사전』에도 『동의보감』과 비슷한 내용이 다음과 같이 적혀 있다.

"맛이 달고 성질은 평하다. 비경, 위경, 폐경, 대장경에 작용한다. 오줌이 잘 나오게 하고 부은 것을 내리며 대변을 통하게 하고 위장의 열을 없앤다. 몸이 붓거나 소변이 잘 나오지 않을 때, 변비, 기침, 옹종, 단독, 젖앓이 등에 쓴다. 하루 12~30g을 달이거나 가루약 형태로 먹는다. 외용약으로 쓸 때는 달인 물로 씻거나 가루 내어 바른다."

〈느릅나무의 효능〉

- 느릅나무 열매는 회충, 촌충, 요충 같은 배 속의 기생충을 죽이는 효과가 있다.
- 씨앗에 들어 있는 끈끈한 점액질 성분과 뿌리껍질은 갖가지 종기와 종창을 치료하는 약으로 쓰인다.
- 상처나 종기로 곪았을 때 느릅나무 뿌리껍질을 찧어서 붙이면 잘 낫는다.
- 뿌리껍질은 작은창자와 방광 근육의 운동을 강화하여 대소변을 잘 내보내는 효능이 있다.
- 느릅나무 뿌리껍질에는 플라보노이드와 사포닌, 탄닌질 그리고 많은 양의 점액질이 들어 있다.
- 염증을 없애는 데 탁월하며 약한 기침을 멎게 한다.
- 위염이나 위궤양이 있을 때 뿌리껍질을 달여 먹으면 좋다.
- 한방에서는 열매와 잔가지를 위암 치료에 쓰기도 한다.

겨우살이

겨우살이는 참나무, 오리나무, 팽나무, 버드나무, 밤나무의 가지에 기생하는 기생목이다. 추운 겨울에도 잎이 떨어지지 않고 높은 나무 위에서 고고한 자태를 자랑하고 있어서 동서양을 가리지 않고 신성한 식물로 여겨져왔다.

겨우살이는 전 세계에 30속 1,500여 종이 살고 있는데 대개 열대지방에 많다. 우리나라에는 꼬리겨우살이, 겨우살이 그리고 동백나무겨우살이의 세 종류가 자라고 있는데, 꼬리겨우살이는 강원도나 경상북도에서 드물게 볼 수 있으며 겨우살이는 우리나라 어디서든 흔히 볼 수 있다.

동백나무겨우살이는 제주도를 비롯한 남해안의 동백나무 숲에서 드물게 볼 수 있는데 어느 것이나 다 약으로 쓰지만 대개 참나무에 기생하는 겨우살이를 많이 쓴다.

겨우살이는 항암 효과가 뚜렷한 것으로 입증된 대표적인

식물이다. 우리나라보다는 독일, 스위스 같은 유럽 등지에서 항암 활성이 높은 자연 약재로 활용하고 있다. 스위스의 자연 요법 의사인 알프레드 포겔 박사는 항암 작용이 가장 강한 식물로 겨우살이와 머위를 꼽는다. 『포겔 박사에게 물어보세요』라는 책에서 그는 겨우살이가 고혈압, 관절염 등의 훌륭한 치료제가 된다고 설명한 다음 악성종양 환자는 반드시 겨우살이를 복용해야 한다고 썼다. 그중 한 부분을 인용한다.

"특이한 기생식물인 겨우살이는 어떤 나무에 붙어서 살기를 좋아하는데, 통상 비스쿰 알붐으로 알려져 있다. 세포의 신진대사를 촉진하는 효과 때문에 암 치료에 좋은 것으로 증명되었다. 암이나 관절염 환자에게 매우 잘 들으므로 이 두 가지 병에 다 좋다. 겨우살이는 물약이나 주사의 형태로 환자에게 쓸 수 있다."

중국에서의 임상실험에 따르면 체외실험에서 겨우살이 추출물의 JTC-26 암세포 억제율이 50~70%, 좀흰생쥐의 사르코마-180 암세포에 대한 억제율이 77.9%로 나타났다. 또 겨우살이의 단백질 성분을 추출하여 동물에게 주사한 결과 사르코마-180 암세포가 90%이상 성장 억제되었다고 한다.

『약초의 이용과 성분』을 보면 북한에서도 겨우살이에서 항암 물질을 찾아냈다는 것을 알 수 있다. 이에 대한 부분을 보면 겨우살이는 혈압을 낮추는 성분이 있으며 11종의 항암 활성 단백질이 분리되는데 이것들이 암세포의 핵산 형성을 억제하는 것으로 나온다.

겨우살이는 신장과 혈액을 보하는 좋은 약재이다. 약성이 차지도 덥지도 않으며 독이 없기 때문에 어떤 사람이라도 쓸 수 있다. 그 밖에도 골절을 치료하고 마음을 안정시키며 혈압과 혈당치를 낮추고 태를 안정시키는 등 다양한 약리 효과를 지니고 있다.

『동의보감』에도 겨우살이에 대해 설명한 부분이 나온다. 상기생(桑寄生)이라고 적혔으나 우리나라에서는 뽕나무에 기생하는 겨우살이는 거의 찾아보기 어렵고 대개 참나무에 기생한 것을 쓴다. 참나무에 기생한 것을 곡기생이라고 부른다.

"성질이 평하고 맛은 쓰고 달며 독이 없다. 힘줄, 뼈, 혈맥, 피부를 충실하게 하며 수염과 눈썹을 자라게 한다. 요통, 옹종과 쇠붙이에 다친 것을 낫게 한다. 임신 중에 하혈하는 것을 멎게 하며 안태시키고, 몸 푼 뒤에 있는 병과 봉루를 낫게 한다."

한편 『동의학사전』에서는 겨우살이의 약성에 대해 이렇게 소개하고 있다.

"맛은 쓰고 성질은 평하다. 간경, 신경에 작용한다. 풍습을 없애고 간신을 보하며 힘줄과 뼈를 튼튼하게 하고 태아를 안정시키며 젖이 잘 나오게 한다. 약리 실험에서 자궁 수축 작용, 혈압 낮춤 작용, 지혈 작용 등이 밝혀졌다. 허리 통증과 관절염, 태동불안, 젖이 나지 않는 증상, 고혈압, 해산 후 자궁의 이완성 출혈 등에 쓴다. 하루 9~15g을 달여 먹거나 알약, 가루약 형태로 먹는다."

우리나라 민간에서는 관절염과 태동불안, 고혈압으로 인한 두통 등에 겨우살이를 달여 먹어 효과를 본 사람이 많다고 알려져 있다. 겨우살이는 출혈을 멎게 하고 모세혈관을 튼튼하게 하며 동맥경화를 예방하고 혈압을 낮추는 작용을 한다.

　요즘 고혈압으로 고생하는 사람이 많은데 이런 경우에는 한 번에 30~60g 정도의 많은 양을 달여 먹는다. 피부종양이나 유방암 등에 걸렸을 때는 줄기를 진하게 달여 고약을 만들어 바르기도 한다.

　겨우살이 열매를 진하게 달여 고약을 만들어도 같은 효과를 볼 수 있다. 겨우살이의 단백질 성분은 다른 항암 물질보다 훨씬 낮은 농도에서 항암 작용을 나타내므로 고온에서 끓여 먹기보다는 낮은 온도에서 장시간 우려내는 것이 좋다.

부처손

  부처손은 늘푸른여러해살이풀로 우리나라 각지의 산속 바위에 붙어 자란다. 줄기는 빽빽하게 모여서 나 있으며 높이는 약 15~25cm 정도이고 비늘조각처럼 된 잎이 빽빽하게 붙어 있다. 비가 와서 물기가 있으면 새파랗게 살아나고 날이 가물면 말라 오그라들어 죽은 것처럼 보인다.

  부처손은 생명력이 매우 끈질긴 식물로서 '만년초', '장생불사초', '만년송', '회양초(回陽草)' 등으로도 불린다. 한자로는 잎이 붙은 모양이 주먹을 쥔 것과 같고 잎은 잣나무 같다고 하여 권백(卷柏)이라 부른다. 중국에서는 석상백(石上柏), 또는 지측백(地側柏)이라고도 한다.

  부처손은 정신을 안정시키고 피를 멎게 하며, 혈액순환을 좋게 하는 약이다. 독이 없고 오래 먹으면 장수한다고 알려져 있다. 여성들의 자궁출혈이나 장출혈, 치질, 탈항, 피오줌 등에 효과가 있으며 몸을 따뜻하게 하기 때문에 냉병으로 인해 임신을 하지 못하는 여성에게 효과가 있다.

부처손과 비슷한 것으로 바위손이 있는데, 언뜻 보기에는 서로 구별할 수 없을 만큼 닮았으며 둘 다 약으로 쓰인다. 부처손과 바위손은 중국에서 암의 치료약으로 쓰이고 있는데 동물실험 결과를 보면 흰생쥐의 사르코마-180암, 자궁경부암 14, 임파종16 등에 대한 억제 작용이 증명되었다. 또한 종양을 이식한 흰생쥐의 생존 기간을 늘리고 부신피질의 기능을 좋게 하며 생체 내의 대사 기능을 좋게 하는 것으로 나타났다.

또한 부처손을 달인 물은 좀흰생쥐의 사르코마-180암 치료에 대한 억제율이 61.2%였고 종양 크기가 작은 암 치료에 더욱 효과적이었다. 이와 같은 결과를 보면 부처손이 전통

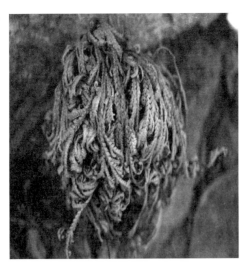

:: 항암 작용이 뛰어난 부처손은 날씨가 건조해지면 주먹처럼 오그라든다고 하여 '산권백(山券柏)'이라고도 부른다.

의학에서 말하는 '나쁜 것을 없애고 좋은 것을 북돋아주는 부정거사의 작용'을 하고 있음을 알 수 있다.

부처손은 주로 융모상피암, 폐암, 간암, 코암, 유방암, 자궁 경부암 및 소화기관의 암 치료에 쓰이는데, 방사선요법에 민감하게 반응하는 종양에 대해 모두 일정한 치료 효과가 있다고 한다.

중산 의학원에서 융모상피암과 악성포상귀태 스물세 가지 사례를 부처손을 이용해 치료한 결과 단기 치유 네 가지, 현저한 효과를 본 것이 여덟 가지, 효과를 본 것이 다섯 가지 사례로 총 유효율이 73.9%였다고 한다.

부처손과 화학요법을 같이 썼을 때는 화학요법만으로 치료했을 때보다 성적이 더 좋았다고 한다. 부처손은 하루에 30~60g을 달여서 먹거나 알약으로 만들어 먹는다. 부처손은 암 이외에도 간염, 편도선염, 유선염과 같은 염증 질환을 치료하는 효능을 가지고 있다.

『동의보감』에는 부처손의 약성에 대해 다음과 같이 소개하고 있다.

"성질은 따뜻하고 평하다(약간 차다고도 한다). 맛이 맵고 달며 독이 없다. 여성의 음부의 속이 차거나 달면서 아픈 것, 월경이 없으면서 임신하지 못하는 것, 월경이 통하지 않는 것 등을 치료한다. 여러 가지 헛것에 들린 것을 없애며 마음을 진정시키고 헛것에 들려 우는 것과 탈항증(脫肛症), 위벽증을 치료한다. 생것으로 쓰면 어혈을 풀어지게 하고, 볶아서 쓰면 피를 멎게 한다."

한편 『동의학사전』에는 다음과 같이 적혀 있다.

"맛은 맵고 달며 성질은 평하다. 간경, 신경에 작용한다. 어혈을 없애고 지혈 작용을 한다. 월경불순과 징가(인체 내부에서 덩어리가 발생하는 병증), 타박상, 배가 아픈 증상, 숨이 찬 증상, 각혈, 빈혈, 뇨혈, 탈홍 등에 쓴다. 지혈에 사용할 때는 까맣게 태워서 쓴다. 하루 2~9g을 달여 먹거나 약술, 가루약 형태로 먹는다. 외용약으로 쓸 때는 짓찧어 붙이거나 가루 내어 뿌린다."

꾸지뽕나무

꾸지뽕나무의 원래 이름은 낙엽작은키나무이다. 뽕나무를 닮았다고 하여 꾸지뽕나무라는 이름이 붙었다. 줄기에 길고 날카로운 가시가 있고 가을철에 오디를 닮은 열매가 빨갛게 익는다. 우리나라 남부 지방의 돌 많고 메마른 땅에서 잘 자란다.

꾸지뽕나무는 어혈을 없애고, 소변이 잘 나오게 하며 보양 효과가 높다. 민간에서 갖가지 암의 치료에 써왔으며 과학적으로도 항암 효과가 있는 것으로 확인되었다.

중국에서 꾸지뽕나무의 항암 효능을 실험한 결과에 의하면 동물실험에서 자궁경부암 27, 사르코마-180 암세포, 엘리히 복수암 등에 대해 일정한 증식 억제 작용을 하는 것으로 알려져 있다. 또한 통증을 억제하는 효과, 황색포도상구균을 비롯한 갖가지 세균의 증식을 억제하는 효과도 있는 것으로 나타났다.

꾸지뽕나무는 식도암, 위암, 결장암, 직장암 같은 소화기관의 암에 주로 쓰지만 폐암, 간암에도 쓸 수 있다. 화학요법이나 방사선요법을 쓸 수 있는 환자들에게 써서 좋은 효과를 보고 있다.

중국 상해의 28개 병원에서 266가지 사례의 소화기 암에 꾸지뽕나무 추출물을 투여한 결과 71.28%의 치료 효과를 거두었다고 한다. 이들 환자들은 식도암 46가지, 분문암 95가지, 결장암 및 직장암 46가지로서 3~4기의 말기 환자가 91.7%였다.

꾸지뽕나무는 종양을 더 자라지 못하게 하거나 줄어들게 하며 통증을 가볍게 한다. 또한 식욕을 증진시켜 몸무게를 늘려주고 복수를 없애는 효능을 갖고 있다. 말기 암 환자의 저항력을 키워주는 효과도 있는 것으로 나타났다.

꾸지뽕나무는 부작용을 거의 나타내지 않고 암을 효과적으로 치료하는 식물이다. 이처럼 암을 치료하는 효능 외에도 뼈와 근육을 튼튼하게 하고 기관지염이나 폐결핵, 간염, 관절염 등에도 일정한 효력을 나타낸다.

으름덩굴

으름덩굴은 덩굴로 뻗어가는 나무로서 타원꼴의 쪽잎이 손바닥 모양으로 붙어 있다. 열매는 바나나를 닮았는데 '으름' 또는 '한국 바나나'라고 부른다. 우리나라 중부 이남의 낮은 산과 산기슭, 숲에서 흔히 자란다. 줄기를 '목통(木通)'이라고 하고 열매를 '팔월찰(八月札)', 씨를 '예지자(預知子)'라고 부르며 모두 항암 약재로 쓴다.

으름덩굴 달인 물은 체외 실험에서 JTC-26 암세포의 억제율이 90%이상이고 열매는 50~60%로 나타났다. 또 으름덩굴을 에틸알코올로 추출한 것은 좀흰생쥐의 사르코마-180암 억제율이 4.4%였고 달인 물은 21.5%였다.

중국에서 펴낸 『항암본초』에는 췌장암, 구강암, 임파선종양 등에 으름덩굴, 차전자를 각각 0.027g, 반묘 0.015g, 활석가루 0.03g을 섞어서 만든 알약을 하루 한두 알씩 먹고, 방광

암으로 피오줌을 눌 때는 으름덩굴, 우슬, 생지황, 천문동, 맥문동, 오미자, 황백, 감초를 각각 3g씩 달여 복용한다고 적혀 있다. 으름덩굴은 소변이 잘 나오게 하고 열을 내리고 독을 풀어주는 약이다. 또 갖가지 균을 죽이는 작용도 한다.

『동의학사전』에는 으름덩굴에 대해 이렇게 적혀 있다.

"맛은 맵고 달며 성질은 평하다(약간 차다고도 한다). 심포경, 소장경, 방광경에 작용한다. 열을 내리고 소변을 잘 통하게 하며 월경을 원활하게 하고 젖이 잘 나오게 한다. 약리 실험에서 이뇨 작용, 강심 작용, 혈압을 높이는 작용, 염증을 없애는 작용, 위액 분비 억제 작용을 한다는 것이 밝혀졌다. 여러 가지 원인으로 몸이 붓거나 소변 장애, 임증, 젖 부족, 월경이 없는 증상, 열이 나면서 가슴이 답답한 증상, 부스럼 등에 쓴다. 하루 4~12g을 달여 먹거나 가루약, 알약 형태로 먹는다."

짚신나물

짚신나물은 장미과에 딸린 여러해살이풀이다. '용아초', '낭아초', '선학초'라 부르기도 한다. 키는 60~150cm쯤 자라고 줄기와 잎에 흰털이 나 있으며 버들잎 모양의 쪽잎이 어긋나게 나 있다. 가지 끝에 노란색의 작은 꽃이 모여서 피는데 짚신나물은 예로부터 종창과 악창을 다스리는 약으로 썼다. 민간에서는 이 풀을 나물로 먹으면 여름철에 배탈을 앓지 않는다는 말이 전해지고 있다.

짚신나물은 가장 추천할 만한 항암 식물의 하나다. 동물실험에서 짚신나물을 에탄올로 추출한 것은 좀흰생쥐의 사르코마-180암, 간암피하형 종양에 대한 억제율이 50%이고 체외 실험에서 JTC-26암 억제율은 100%였다고 한다. 또 짚신나물은 암세포를 억제하면서 정상 세포의 성장을 두 배나 좋게 하는 것으로 나타났다.

짚신나물은 암 외에도 장염, 요도염과 같은 갖가지 염증 질환의 치료와 지혈제, 강장제로 쓴다. 잎은 심장의 활동을 강화시키는 작용이 있고, 잎과 줄기를 달인 물은 류마티스나 습진, 설사에 효과가 있다.

짚신나물을 암 환자에게 쓰면 암세포의 핵분열상이 줄어들고 핵막이 두꺼워지며 심지어는 핵이 파괴되거나 덩어리로 뭉쳐진다고 한다. 짚신나물은 거의 독성이 없으면서도 현저한 항암 효과가 있는 약초다.

짚신나물에 대해서 『동의학사전』에는 이렇게 적혀 있다.

"맛은 쓰고 떫으며 성질은 평하다. 폐경, 가경, 비경에 작용한다. 피나는 것과 설사를 멈추고 독을 풀며 헐은 곳을 잘 아물게 하고 벌레를 죽인다. 약리 실험에서 짚신나물을 달인 물이 지혈 작용과 항암 작용, 염증을 없애는 작용, 설사를 멎게 하는 데 효과가 있으며 알코올 추출물과 아그리모놀리드 성분은 강심 작용과 혈압을 높여주는 작용을 한다는 것이 밝혀졌다. 아그리모놀은 촌충과 트리코모나스도 죽인다. 코피, 각혈, 혈뇨, 자궁출혈, 설사, 이질, 학질, 위암, 식도암, 대장암, 간암, 자궁암, 방광암, 트리코모나스성 질염, 부스럼 등에 쓴다. 하루 9~15g, 신선한 것은 15~30g을 달임약, 가루약 형태로 먹거나 생즙을 짜서 먹는다. 외용약으로 쓸 때는 짓찧어 붙인다."

바위솔

바위솔은 오래된 기와지붕 위나 깊은 산의 바위 위에 자라고 있는 여러해살이풀이다. 잎은 살이 찌고 버들잎 모양으로 줄기를 둘러싸고 있으며 무리지어 자라난다. 가을철에 작은 꽃이 줄기 끝에 이삭처럼 모여서 핀다. 지붕의 기와 위에서 자라는 모양이 소나무 잎이나 소나무 꽃을 닮았다고 해서 '와송(瓦松)'이라 부르기도 한다. '신탑', '탑송'이라 부르기도 하며 여름철에 채취하여 말려서 약으로 쓴다.

민간에서는 바위솔이 위암을 비롯한 소화기 계통의 암에 좋은 효과가 있는 것으로 알려져 있다. 간혹 바위솔을 이용해서 효과를 보았다는 사람이 있는 것으로 미루어 볼 때 꽤 높은 항암 효과가 있는 것으로 보인다. 옛 의학책에도 옹종의 치료에 바위솔을 썼다는 기록이 여러 군데 보인다. 바위솔은 또한 혈액순환을 좋게 하고 열을 내리며 출혈을 멈추게 하는 작용을 한다.

『동의학사전』에는 바위솔의 약성을 이렇게 적고 있다.

"맛은 시고 쓰며 성질은 서늘하다. 간경, 폐경에 작용하며 열을 내린다. 약리 실험에서 해열 작용이 밝혀졌다. 피를 게우는 증상이 있을 때, 코피, 혈리, 학질, 옹종, 열림, 치질, 정창, 습진, 화상에 사용하며 간염에도 쓴다. 하루 15~30g을 달임약, 알약 형태로 먹거나 신선한 것을 짓쩧어 즙을 내어 먹는다. 외용약으로 쓸 때는 짓쩧어 붙이거나 달인 물로 씻는다. 볶아서 가루 내어 기초제에 개어 붙이기도 한다."

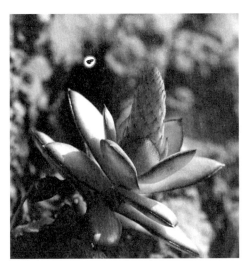

:: 바위솔은 예로부터 학질, 간염, 습진, 치질, 악성 종기, 화상 등의 치료에 쓰여왔으며 종기나 상처를 빨아내는 효과가 큰 것으로 알려져 있다.

까마중

까마중은 가지과에 딸린 한해살이풀이다. 잎은 타원꼴인데 어긋나게 붙어 있으며 키는 1m쯤 자란다. 여름철에 흰 꽃이 피어 가을에 콩알만 한 열매가 까맣게 익는다.

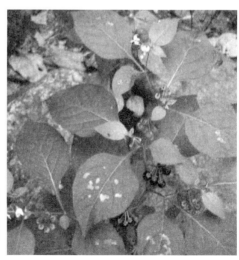

:: 잘 익은 까마중 열매를 적당히 먹으면 보신이 될 수 있지만 덜 익은 까마중 열매에는 약간의 독성이 있는 것으로 알려져 있다.

까마중을 달인 물은 티푸스균, 포도상구균, 녹농균, 적리균, 대장균, 진균에 대한 억제 작용이 있다. 뿐만 아니라 기침을 멎게 하고 가래를 삭이며 혈압을 낮추는 효과도 있다. 갖가지 염증과 종기, 버짐, 습진, 두통, 류마티스, 종양 등에 쓴다.

까마중은 식도암, 위암, 장암을 비롯한 소화기 계통의 암과 폐암에 쓴다. 까마중 줄기나 잎, 뿌리 30g과 뱀딸기 15g을 물에 달여서 복용한다. 또 까마중 30g, 황금 60g, 지치뿌리 15g을 달여서 두 번에 나누어 날마다 복용하면 악성 포도상기태, 난소암, 융모막암과 폐암에 효과가 있다.

까마중은 민간에서 흔히 사용되는 효과 좋은 항암 약재이다. 까마중에 짚신나물, 오이풀 등을 함께 쓰면 항암 작용이 더욱 강해질 뿐만 아니라 짚신나물과 오이풀의 떫은맛도 줄일 수 있다.

오갈피나무

오갈피나무는 높이 2~3m쯤 자라는 떨기나무이다. 잎의 모양이 인삼을 쏙 빼닮았고 줄기나 가지에 큰 가시가 드물게 붙어 있다. 우리나라에는 오갈피나무가 여러 종류 자라고 있는데 그 가운데 중부와 북부 지방의 높은 산골짜기에서 자라는 가시오갈피가 항종양 작용을 비롯한 약성이 가장 높은 것으로 밝혀졌다.

오갈피나무는 정신적 육체적 피로를 풀어주고 근육과 뼈를 튼튼하게 하며 질병에 대한 저항력을 높이고 마비된 것을 풀어주는 보약으로 이름이 높다. 특히 생계의 기능 평형을 조절하여 몹시 춥거나 더운 곳, 산소가 희박하거나 깊은 바다 속 같은 곳에서 오래 견딜 수 있는 적응력을 높이는 작용이 뛰어나다.

가시오갈피는 생체의 방어 기능을 높여주는 동시에 뚜렷

한 항암 작용을 한다. 가시오갈피를 알코올로 추출한 경우, 좀흰생쥐의 엘리히복수암과 사르코마-180에 대한 억제율이 40.2~68%에 달했다.

또한 정신과 육체의 피로를 회복시키는 작용이 있었으며 백혈구의 수를 늘렸다고 한다. 오갈피의 알코올 추출물은 흰생쥐의 와크씨암의 전이를 막는 효과가 있었으며, 일본에서 판매하고 있는 오갈피를 달인 물은 체외 실험에서 JTC-26 암세포 억제율이 90%를 넘었다.

중국에서는 위암에 걸렸을 때 가시오갈피 엑기스로 만든 알약을 하루에 세 번 세 알씩 복용하고, 방사선치료로 인해 백혈구가 감소된 증상에는 가시오갈피 15~30g을 시루에 쪄서 먹는다고 한다.

민간에서는 소화기 계통의 암에 가래나무의 덜 익은 푸른 열매와 가시오갈피를 2개월 동안 술로 우려내어 복용한다. 북한에서도 유선암 사례와 구강암 사례에 가시오갈피로 만든 약을 써서 일정한 효과를 보았다는 연구 결과가 있다.

가시오갈피는 신경쇠약, 당뇨병, 동맥경화, 류마티스 관절염을 비롯해서 몸이 허약할 때에도 매우 훌륭한 보약으로 쓰인다. 『동의보감』에는 오갈피에 대해 이렇게 적혀 있다.

"성질이 따뜻하며(약간 차다고 보는 견해도 있다) 맛은 맵고 쓰며 독이 없다. 5로 7상을 보하며 기운을 돕고 정수를 보충한다. 힘줄과 뼈를 든든히 하고 의지를 굳세게 하며 남자의 음위증과 여자의 음부 가려움증을 낫게 한다. 허리와 등골뼈가 아픈 것, 두 다리가 아프고 저린 것, 뼈마디가 조여드는 것, 다리에 힘이 없어 늘어진 것 등을 낫게 한다. 어린애가 세 살이 되어도 걸어 다니지 못할 때 먹이면 걸어 다닐 수 있게 된다. 위로 5거성(五車星)의 정기를 받아서 자라기 때문에 잎이 다섯 갈래인 것이 좋다. 오래 살게 하며 늙지 않게 하는 좋은 약이다."

『동의학사전』에는 오갈피에 대해 이렇게 적혀 있다.

"맛은 맵고 쓰며 성질은 따뜻하다. 간경, 신경에 작용한다. 풍습을 없애고 기를 도우며 정수를 불려준다. 또한 힘줄과 뼈를 튼튼하게 한다. 약리 실험에서 중추신경계 흥분 작용, 방사선 피해막이 작용, 유기체의 비특이적 저항성을 높이는 작용, 강심 작용, 강장 작용 등이 밝혀져 있다.

간, 신이 허하여 힘줄과 뼈가 연약하고 다리를 잘 쓰지 못하는 증상, 각기병, 음위증, 음부 가려움증, 어린애의 걸음걸이가 늦어지는 증상이 있을 때 쓴다. 또한 방사선 후유증의 예방 치료에도 쓰고 신경통, 관절염, 류마티스성 관절염 등에도 쓴다. 하루 6~9g을 달임약, 가루약, 알약, 약술 형태로 먹는다."

산죽

산죽은 조릿대, 사누대, 얼룩조릿대 등 산에서 자라는 키 작은 야생 대나무를 말한다. 대개 키는 1~2m쯤 자라고 잎은 긴 타원 꼴이다. 옛날에는 줄기를 베어서 조리나 바구니, 삼 태기 같은 것을 만드는 데 흔히 썼다. 우리나라 남부, 중부의 산에서 흔히 자란다.

산죽의 잎은 항암 작용, 기침을 멎게 하는 작용, 살균 작용, 항궤양에 뚜렷하게 작용한다. 특히 산죽은 정상 세포에는 영 향을 주지 않으면서 암세포를 억제하는 효과가 있다.

일본에서 자라는 산죽에서 추출한 다당류 물질은 간복수 암 AH36에 대해 100% 억제 작용이 있다는 것이 확인되었다. 이 추출물을 사르코마-180암을 옮긴 동물에게 하루 건너 30 일 동안 먹였더니 종양이 70~90%가량 줄어들었고, 사르코 마-180암에 대한 억제율이 96.9%에 달했다.

중국에서 자라는 담죽엽도 항암 물질이 있는 것으로 확인되었고, 또 생체의 면역력을 높여주는 작용도 있다고 한다. 북한에서도 산죽잎에서 항암 활성 물질을 추출하여 암치료에 활용하고 있다.

북한에서 발표된 연구 결과에 따르면, 산죽 추출물을 흰 생쥐에게 하루 50mg씩 10일 동안 먹이고 나서 엘리히복수암 세포를 옮기면 약 절반쯤이 암에 걸리지 않았고, 또 사르코마-180 암세포를 옮기면 100%가 암에 걸리지 않았다고 한다. 북한에서 펴낸 『동의과학 연구논문집』에는 산죽의 항종양 작용에 대해 이렇게 적혀 있다.

"180육종에 대한 산죽 엑스의 억제율은 20mg에서 41~43%였고, 10mg에서는 16.1~25.5%였다. 45육종에 대한 억제율은 200mg 엑스에서 50.6%였으며 100mg에서는 30.4%였다. 이때 실험동물들의 몸무게는 대조보다 줄어든 상태였다. 종양 크기에 대한 억제율은 이식 후 16일에 6%, 23일에 20.8%, 29일에 8%였다. 몸무게가 실험 무리에서 첫 10일 동안에는 대조 무리보다 줄었으나 차츰 대조 무리와 비슷해졌다."

한편 『동의학사전』에는 산죽에 대해 이렇게 나와 있다.

"산죽에는 항암 성분이 많으며 여러 가지 질병에 대한 치료 효과도 좋다. 맛은 달고 성질은 차다. 열을 내리고 오줌을 잘 나오게 하고 폐기를 통하게 하고 지혈 작용을 한다. 항암 작용, 항궤양 작용, 염증 없애는 작용, 진정 작용, 진통 완화 작용, 위의 산도를 높이는 작용, 동맥경화 예방 작용, 혈압을 낮추는 작용, 혈당량을 낮추는 작용, 해독 작용, 강장 작용, 균억제 작용 등이 실험 결과 밝혀졌다. 열이 나는 데, 폐옹, 붓는 데, 소변 장애, 여러 가지 원인으로 피가 나는 데, 눈병, 화상, 부스럼, 무좀 등에 쓴다. 하루 8~10g을 달여서 먹거나 마른 엑기스로 만들어 한 번에 1~3g씩 하루 세 번 먹는다. 외용약으로 쓸 때는 엑기스를 만들어 바른다."

산죽은 항암 작용 외에도 고혈압, 위 십이지장궤양, 만성 간염과 당뇨병에 뚜렷한 치료 효과가 있다고 알려져 있다. 북한에서의 임상실험 예를 보면, 산죽을 달인 물이 고혈압 환자에게 80% 이상 효과가 있었고, 위 십이지장 궤양은 거의 100% 효과를 보았으며, 만성 간염은 평균 88.9%, 증상이 심한 경우에도 50%의 효과가 있었다고 한다.

화살나무

'화살나무'는 낙엽떨기나무로 줄기에 코르크질의 날개가 붙어 있어 붙여진 이름이다. 이른 봄철에 새순을 따서 식물로 무쳐 먹기 때문에 '홑잎나물'이라고도 부른다. 키는 1~3m쯤 자라고 여름철에 연한 녹색의 꽃이 피며 가을철에 둥글납작한 열매가 갈색으로 익는다.

줄기에 붙어 있는 날개의 생김새가 특이해서 귀전우(貴箭羽), 곧 귀신이 쏘는 화살, 또는 신전목(神箭木)이라고도 부른다. 화살나무와 닮은 것으로 참빗살나무, 회목나무, 회잎나무 등이 있는데 전부 약으로 쓴다.

화살나무는 우리나라 민간에서 식도암, 위암 등에 효과가 있다고 하여 널리 알려진 식물이다. 화살나무를 달여서 열심히 복용하고 암이 나았거나 상태가 좋아졌다는 사례가 더러 있는 것으로 보아 항암 작용이 상당히 강한 것으로 짐작된다.

한방에서는 산후 출혈을 멎게 하고 정신 불안을 다스리며 여성의 자궁출혈, 대하, 어혈 등을 치료하는 약으로 쓴다. 민간에서는 열매로 고약을 만들어 피부병 치료약으로 썼다고 전해진다.

그 밖에 과학적으로 밝혀진 것은 아니지만 민간에서는 원인을 알 수 없이 시름시름 아픈 병, 단전호흡을 잘못하여 기(氣)가 위로 치밀어 올라서 생긴 병, 귀신 들린 병, 크게 놀라서 생긴 병을 낫게 하는 데 화살나무를 사용하면 효험을 본다고 알려져 있다.

화살나무는 또한 혈액순환을 좋게 하고 어혈을 풀어주며 염증을 없애고 정신을 안정시키는 효과가 있는 것으로도 알려져 있다. 『동의보감』은 화살나무에 대해 다음과 같이 기록하고 있다.

"성질은 차며 맛은 쓰고 독이 없다(독이 조금 있다고도 한다). 고독, 시주, 중악으로 배가 아픈 것을 낫게 한다. 사기나 헛것에 들린 것, 가위눌리는 것을 낫게 하며 배 속에 있는 벌레를 죽인다. 월경을 잘 통하게 하고 징결을 헤지며 붕루, 대하, 산후 어혈로 아픈 것을 멎게 하며 풍독종(風毒腫)을 삭이고 유산시킨다. 민간에서는 태워서 좋지 못한 기운을 없앤다."

화살나무는 당뇨병 환자의 혈당량을 낮추고 인슐린 분비를 늘리는 작용도 한다. 당뇨병 환자가 화살나무 어린줄기 5~19g을 물로 달여 하루 세 번씩 나누어 먹고 효과를 본 사례도 있다.

『동의학사전』에 적힌 화살나무의 약성은 다음과 같다.

"맛은 쓰고 성질은 차다. 간경에 작용한다. 혈을 잘 돌게 하고 어혈을 없애며 달거리를 통하게 하고 벌레를 죽인다. 약리 실험에서 주요 성분인 싱아초산나트륨이 혈당량을 낮추는 작용을 한다는 것이 밝혀졌다. 주로 달거리가 없는 증상, 징가, 산후 어혈로 배가 아픈 증상, 기생충으로 배가 아픈 증상 등에 사용한다. 하루 6~9g을 달임약, 알약, 가루약 형태로 먹는다. 임산부에게는 쓰지 않는다."

어성초

어성초는 우리나라 중부와 남부 지방의 낮은 산이나 들, 길 옆의 물기 많은 땅에 드물게 자라는 여러해살이풀이다. 키는 15~30 cm쯤 자라고 달걀꼴, 또는 심장꼴의 잎이 어긋나게 붙어 있으며 줄기 윗부분에 꽃대가 돋아나 작은 노란 꽃들이 모인 꽃이삭 밑에 네 개의 흰 꽃이 열십자 모양으로 핀다. 줄기와 잎에서 물고기 비린내가 난다고 하여 '어성초(魚腥草)' 라는 이름이 생겼다. 우리나라에서는 약모밀이라고 부르고 즙채, 중약, 십약 등의 여러 이름을 가지고 있다.

어성초의 비린내 성분은 테카노일아세트히드와 라우린알 데히드라는 성분인데 신선한 것에만 들어 있다. 어성초는 강한 이뇨 작용과 강심 작용을 하며 대장균, 티푸스균, 파라티 푸스균, 적리균, 임균, 포도상구균, 사상균, 무좀균, 백선균에 대해 항균 작용을 한다. 그중에서도 포도상구균에 대한 항균 작용은 항생제 설파민보다 강한다. 그 밖에도 어성초는 모세혈관을 강화하는 작용을 한다.

어성초는 염증 치료와 이뇨제 및 해독약으로 쓰이며 임질, 요도염, 방광염, 자궁염, 폐염, 기관지염, 복수, 무좀, 치루, 탈홍, 악창의 치료에도 쓰인다.

암으로 인한 복수를 뺄 때에도 어성초가 쓰이는데 어성초 30g과 붉은팥 90g을 달여서 하루 두세 번 나누어 복용하면 효과를 볼 수 있다. 각종 암을 치료할 때에도 어성초 20~30g에 물 400㎖를 넣고 달여서 차처럼 수시로 마시면 좋다.

어성초의 약성에 대해 『동의학사전』에서는 이렇게 소개하고 있다.

"맛은 맵고 성질은 차다. 간경, 폐경에 작용한다. 열을 내리고 독을 풀며 소변을 잘 통하게 하고 부은 것을 내린다. 약리 실험에서 강심 작용, 이뇨 작용, 모세혈관 강화 작용, 항균 작용을 한다는 것이 밝혀졌다. 폐렴, 폐농양, 임질, 요도염, 방광염, 자궁염, 젖앓이, 무좀, 피부가 헌 증상 등에 쓴다. 하루 9~15g을 달여서 먹거나 외용약으로 쓸 때는 즙을 내어 바른다. 차처럼 수시로 마시면 동맥경화를 예방할 수 있다."

삼백초

삼백초는 어성초를 닮은 여러해살이풀이다. 잎에 흰 반점
이 생기고, 꽃과 뿌리가 희다고 하여 '삼백초(三白草)'라는 이
름이 붙었다. 우리나라에서는 제주도의 들이나 물가에 주로

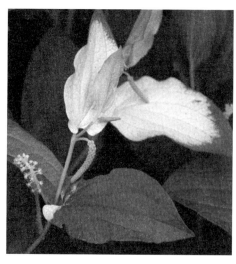

:: 고혈압, 두통, 생리 불순에도
효과가 탁월하다고 알려진 삼
백초.

자란다.

삼백초는 일본에서 부종, 각기, 염증, 암 등에 쓰는 민간약이다. 최근의 연구에서 항암 효과가 있다는 것이 조금씩 밝혀지고 있다.

삼백초는 배 속에 있는 덩어리를 풀고 가래를 삭이며 간장의 기능을 활성화하여 황달을 치료하는 효능을 갖고 있다. 갖가지 독을 풀고 말초혈액순환을 좋게 한다. 삼백초는 또한 이뇨 작용이 뚜렷하고 근육과 뼈를 튼튼하게 하며 변비를 없애고 장을 깨끗하게 하는 효과도 있다고 한다. 요즘은 비만을 치료하는 약으로도 쓰고 있다.

아직 삼백초의 약리 작용이나 항암 효과에 대해서는 과학적으로 분명하게 밝혀지지 않은 상태다. 다만 민간에서 삼백초와 짚신나물, 엉겅퀴 등을 달여 먹고 폐암, 간암 등을 고쳤다거나 호전시켰다는 사례가 여럿 있는 것으로 보아 상당히 높은 항암 효능을 지녔을 것으로 예상된다.

백화사설초

백화사설초는 우리나라 남쪽 지방의 산골짜기나 들에 자라는 한해살이풀이다. 꽃의 빛깔이 하얗고 잎 모양이 뱀 혓바닥을 닮았다고 해서 백화사설초(白花蛇舌草)라고 부른다. 우리나라에서는 전라남도의 백운산에서 처음 발견되었다고 해서 '백운풀'이라고도 부른다. 키는 10~30cm쯤 자라고 잎은 바늘 모양이며 가는 줄기들이 한데 엉켜서 자란다.

백화사설초는 열을 내리고 독을 풀며 염증을 삭이고 오줌을 잘 나가게 하며 피를 잘 돌게 하고 통증을 멎게 하는 작용을 한다. 실험에서 간암세포를 죽이고 박테리아를 억제하는 것으로 나타났다. 또한 생쥐를 이용한 실험에서는 암세포를 억제하고 괴사시키며 백혈구의 탐식 작용을 좋게 했다는 결과가 나왔다고 한다.

백화사설초는 갖가지 종양에 널리 쓰는데 특히 소화기계와 임파계 종양에 잘 듣는다고 한다. 중국 강소성 오현 동산 인민의원에서 악성 임파종 사례를 치료한 결과 임상적으로 완치된 것이 다섯 건이고 효과를 본 것이 일곱 건으로 총 유효율이 82%에 이르렀다.

또 중국 남창시 인민병원에서 위암 사례를 연구한 결과, 임상적으로 다 나은 것이 열다섯 건, 현저한 효과를 본 것이 일곱 건, 약간 효과를 본 것이 서른아홉 건으로 총 유효율 75.3%로 나타났다. 직장암 사례 세 건에서는 완치된 경우가 한 건, 현저한 효과를 본 경우가 한 건으로 나타났다고 한다.

암 치료 이외에도 백화사설초는 직장염, 간염, 기관지염, 편도선염, 후두염 등의 갖가지 염증 치료에 좋은 효능을 갖고 있다.

쑥

단군신화를 보면 곰이 쑥과 마늘을 먹고서 인간인 웅녀로 다시 태어났다는 이야기가 나온다. 그만큼 쑥은 우리 민족에게 가까운 식물이다. 쑥은 봄에 조금만 교외로 나가도 흔하게 볼 수 있으며 사시사철 구하기도 쉽다.

쑥은 여러 가지 좋은 약효를 갖고 있어서 오랫동안 민간에서 잎과 뿌리를 갖가지 약으로 써왔다. 옛 의학책을 보면 거의 모든 질병에 안 쓰는 데가 없다고 할 만큼 많이 사용되었다는 것을 알 수 있다.

쑥은 몸을 따뜻하게 하고 출혈을 멎게 하며 염증을 없앤다. 또한 통증을 없애고 기침을 멈추며 마음을 안정시키는 등 다양한 약리 작용을 한다. 요즘에도 목욕탕이나 찜질방에 가면 쑥을 이용한 탕이나 훈증을 할 수 있도록 만든 곳이 많다.

쑥은 항암 효과도 갖고 있다. 일본의 민간에서도 쑥 잎을 달여 먹는 것으로 여러 가지 암을 치료하며 우리나라에서도 쑥 등 기타 산야초를 이용하여 암을 비롯한 난치병 치료에 많이 활용하고 있다.

옛 문헌을 보면 쑥에 대한 기록이 많이 나오는데 그중 몇 가지를 소개한다.

"쑥은 백 가지 병에 뜸을 뜬다. 달여 먹으면 각혈, 설사, 음창, 자궁출혈 등을 낫게 한다. 음기(陰氣)에 이롭고 기육(肌肉)을 나게 하며 풍한을 물리친다. 쑥을 달일 때 바람을 맞으면 좋지 않다. 날것을 짓찧어 마시면 상혈(傷血)을 그치고 회충을 죽인다."(『명의별록』)

"쑥은 코피와 항문 출혈, 혈변을 치료한다. 물로 달여 먹거나 알약이나 가루약 형태로 만들어 쓴다."(『당본초』)

"쑥은 자궁출혈, 치질로 인한 출혈을 멎게 한다. 복통을 완화시키고 태아를 안정시킨다. 식초와 함께 달여 옴이나 피부병을 치료하는 데 쓰면 좋다. 짓찧어 즙을 먹으면 배 속의 모든 냉기와 찬 기운을 물러가게 한다. 씨는 눈을 밝게 하고 갖가지 냉기를 다스린다."(『약성본초』)

"쑥은 대하증을 다스리고 곽란과 이질 뒤에 열이 나는 것을 멈춘다. 씨는 양기를 돕고 신장을 도우며 자궁을 따뜻하게 한다."(『일화본초』)

"마른 쑥 3g을 1회 분량으로 하여 물 세 홉을 넣고 반쯤 되게 달여서 마시면 배앓이에 특효가 있다. 또 이 즙을 계속 마시면 요통, 천식, 치질 출혈, 창독(瘡毒) 등에 효과가 있다.

하루 세 번 차 대신 마시면 좋다. 고혈압에는 생잎을 즙을 내어 밥 먹기 전에 한 잔씩 먹으면 특효가 있다. 쑥 잎을 물에 푹 삶아서 찌꺼기를 건져 버리고 그 물을 다시 끓여 고약처럼 될 때까지 달인다. 이것을 조금씩 뜨거운 물에 풀어 마시면 만성 위장병에 특효가 있다."(『약이 되는 식물』)

"성질은 따뜻하고(혹은 뜨겁다고도 한다) 맛은 쓰며 독이 없다. 오래된 여러 가지 병과 부인의 붕루(崩漏)를 낮게 하고 태아를 안정시키며 복통을 멎게 한다. 적리(赤痢)와 백리(白痢)를 낮게 한다. 오장치루(五藏痔屢)로 피를 쏟는 것과 하부의 악창을 낮게 하며 새살을 돋게 하고 풍한을 없앤다. 여성의 임신을 돕는다."(『동의보감』)

이처럼 여러 가지 문헌에 소개될 정도로 쑥의 효능은 다양하고 효과도 좋다. 흔히 사람은 다섯 가지 맛을 고루 먹어야 건강하다고 하는데 요즘 사람들은 단맛만을 추구하는 경향이 강해 쓴맛을 잘 먹지 않는 경우가 대부분이다. 쑥은 쓴맛을 가지고 있기 때문에 맛의 균형을 맞추며 무엇보다 몸을 따뜻하게 해주기 때문에 냉증으로 인한 병을 예방하고 치료하는 데 탁월하다.

또한 비위가 허하여 질병이 잦은 사람에게 좋으며 한성 이질, 각종 출혈, 이슬, 월경 부조, 태동 불안, 불임증 등에 쓴다. 하루 3~9g을 달여서 먹어도 좋으며 알약이나 가루약 형태로도 먹는다. 다만 쑥은 따뜻한 성질을 가지고 있기 때문에 발열 나는 증상에는 쓰지 않는다.

머위

머위는 국화과에 딸린 여러해살이풀이다. 산과 들의 물기 있는 곳에 저절로 나서 자라며 간혹 집에서 심어 가꾸기도 한다. 이른 봄철에 뿌리줄기에서 꽃봉오리가 나와 연한 노란색의 꽃이 덩어리로 핀다.

꽃이 진 다음에 뿌리에서 널찍한 콩팥 모양의 둥근 잎이 돋아난다. 잎꼭지의 길이가 40~70cm, 잎은 지름이 10~20cm쯤 된다. 잎줄기를 뜨거운 물로 우려서 껍질을 벗겨 들깨즙과 무쳐서 나물로 흔히 먹는다. 또 잎을 삶아 물에 불려 쓴맛을 빼고 양념으로 먹기도 한다.

머위는 단백질, 지방, 당질, 섬유질, 회분, 칼슘, 인이 고루 들어 있는 훌륭한 채소다. 특히 칼슘이 100g당 718mg이나 들어 있고 비타민 A와 C도 풍부하다.

머위는 독일, 스위스, 프랑스 같은 유럽 등지에서 가장 탁월한 암 치료약으로 인정받고 있다. 스위스의 자연요법 의사 알프레드 포겔 박사는 머위야말로 독성이 없으면서도 강력한 항암 작용을 하는 식물이라고 말한다. 그는 머위의 항암 효과에 대해 『포겔 박사에게 물어보세요』라는 책에서 이렇게 소개하고 있다.

"여러 해 동안 머위를 암 환자에게 투여해서 좋은 결과를 얻었기 때문에 연구가들은 이 실험을 계속하고 있다. 미래를 보장할 수 없는 절망적인 암 환자가 머위의 도움을 얻어 결국에는 회복이 가능할지도 모르며, 이러한 가능성은 우리에게 희망을 안겨주고 있다.

화제를 불러일으키며 언론에 보도되었던 소위 암 치료제들을 많은 약국에서 판매하고 있지만 이 약들 중 대부분은 갑자기 나타난 속도만큼이나 빨리 사라져갔다. 그러나 머위 추출물이 갖고 있는 치료 효과에 대한 관찰은 이 식물이 암의 전반적인 성장에 특정한 영향을 미친다는 사실을 수십 년에 걸쳐 변함없이 보여주고 있다.

한 예로 어느 큰 병원의 고참 상담원이 내게 이야기한 바에 따르면 수술 후의 모든 환자들에게 머위 추출액을 투여한 결과 암이 확산되지 않았으며 환자의 상태도 양호했다고 한다.

또 다른 60세의 고령 환자에 관한 예가 있는데 그녀가 병원을 찾았을 때는 이미 악성종양이 상당히 진행되어 계속 퍼지고 있는 상태였다. 의사는 아무런 희망도 주지 못했으며, 환자의 아들에게 오래 살지 못할 것이라고 알려주었다. 그런 상태에서 환자에게 머위 추출물을 사용했는데 의사가 깜짝 놀랄 일이 생겼다. 몇 주 뒤에 환자가 퇴원하게 된 것이다.

머위가 모르핀 주사도 소용이 없을 만큼 병이 진행된 단계에 있는 말기 암 환자들이 겪고 있는 엄청난 통증을 완화시켜 준다는 사실은 경험으로 알 수 있다. 모든 의사들에게 암 환자들을 위한 통상적인 치료 외에도 페타포스를 처방하라고 권하고 싶다. 머위 추출 성분으로 만든 이 약은 암이 전이되는 위험을 줄여주며, 환자의 상태 및 치료 전망을 개선하고 통증을 완화한다.

게다가 페타포스는 전혀 부작용이 없는 무해 · 무독성의 식물치료제이다. 일반적으로 상태가 호전되는 것은 페타포스 치료를 시작한 지 3일쯤 지나야 하는데 이때부터 환자의 상태가 개선되고 통증도 줄어든다. 간암의 경우에도 만족스러운 결과가 나타났는데, 이것은 다른 치료제로는 환자에게 거의 희망이 없는 경우였다."

포겔 박사가 말하는 머위와 우리나라에서 자라는 머위가 똑같은 종은 아니다. 그러나 우리나라의 머위도 옹종, 암, 기관지염, 편도선염 등에 쓴 기록이 있고 민간에서 암 치료에 활용하고 있다. 따라서 서양 머위에 못지않은 효과가 있는 것으로 간주된다.

머위와 닮은 것으로 제주도를 비롯한 남부 지방의 물기 많은 땅에 자라는 털머위가 있다. 이것 역시 머위와 비슷한 약효가 있다.

이 밖에 머위와 닮은 것으로 우리나라에서는 자라지 않고 중국이나 몽고에 많이 자라는 관동(款冬)이라는 것이 있다. 이른 봄에 꽃이 피기 때문에 관동이라 부르는데 기침에 특효가 있으며 암을 치료하는 데에도 쓴다. 우리나라에서는 몇 군데에서 심어 가꾸고 있으며, 머위를 관동이라 부르기도 한다.

관동에 대해서는 『동의보감』에 이렇게 적혀 있다.

"성질은 따뜻하고 맛은 맵고 달며 독이 없다. 폐를 눅여주고 담을 삭이며 기침을 멎게 한다. 폐위와 폐옹(肺癰)으로 피고름을 뱉는 것을 낫게 하며 번열을 없애고 허로를 보한다. 기침을 낫게 하는 데 가장 중요한 약이다. 『신농본초경』에 우리나라에서 난다 했는데 지금은 없다."

『동의학사전』에는 약효가 이렇게 소개되어 있다.

"관동화는 귀중한 약으로 기침에 특효가 있고 암을 치료할 때에도 쓴다. 이른 봄에 꽃봉오리를 따서 그늘에 말린다. 맛은 맵고 달며 성질은 따뜻하다. 폐경에 작용한다. 폐를 보하고 담을 삭이며 기침을 멈춘다. 기침을 멎게 하고 가래를 삭이며 적은 양으로도 기관지를 이완시킨다는 것이 실험에서 밝혀졌다. 폐허로 기침이 나는 증상, 가래가 나오면서 기침이 나는 증상에 쓴다. 기관지염, 천식, 기관지확장증, 폐농양, 후두염 등에도 사용된다. 하루에 10~15g을 달여 먹으며 관이나 잎도 기침약으로 쓴다."

돌나물

봄이 되면 길거리의 노점상에서도 흔히 볼 수 있는 것으로 돌나물이 있다. 돌나물은 경천과에 딸린 여러해살이풀로 물김치를 담가 먹기도 한다. 다육식물로 잎이나 줄기가 채송화를 닮았고 5~6월에 노란 꽃이 핀다. 물기가 있는 땅이나 햇볕이 잘 드는 돌 위에서 주로 자란다.

돌나물은 간염이나 황달, 간경변증 같은 간 질환에 매우 좋은 효과를 가진 것으로 알려져 있다. 봄부터 가을 사이에 채취하여 생즙을 내어 먹을 수도 있고, 물김치로 담을 수도 있으며 나물로 무쳐 먹을 수도 있다. 말려서 달여 먹기도 한다. 민간에서는 종기나 종양을 치료하는 데 흔히 쓴다.

『동의학사전』에는 돌나물이 전염성 간염에 효과가 좋다고 적혀 있다.

"맛은 달고 심심하며 성질은 서늘하다. 열을 내리고 독을 풀며 부은 것을 내린다. 목 안이 붓고 아픈데, 열림, 옹종, 화상, 뱀에 물렸을 때 쓴다. 전염성 간염에도 쓰는데 전염성 간염 환자에게 쓰면 임상 증상이 좋아지고 GPT가 정상적으로 회복된다. 하루 15~30g을 달여서 먹거나 신선한 것 60g을 짓찧어 즙을 내어 먹는다."

돌나물은 성질이 차기 때문에 몸에 열이 많은 체질인 소양인들에게 좋고, 소음이나 태음 체질에는 이롭지 않다. 소음인이나 태음인이 쓸 때에는 성질이 더운 식품이나 약재와 같이 쓰는 것이 좋다. 돌나물 가운데에는 청석 위에서 자란 것이 약성이 가장 높다고 한다.

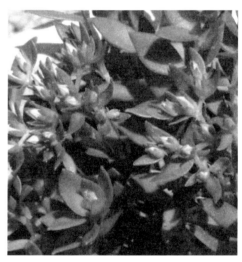

:: 독소 제거에 효과적인 돌나물은 소양인에게 특히 이롭다.

달래

달래는 봄철에 입맛을 돋워주는 들나물로 된장찌개에 넣거나 초장에 무쳐서 먹으면 별미다. 옛날부터 정신을 안정시키고 잠이 잘 오게 하며 정력을 좋게 하는 식품으로 이름이 높다.

달래는 가래와 염증을 삭이며 소화를 돕는 식물로서 마늘이나 파, 양파와 성질이 비슷하다. 『본초습유』라는 책에는 "달래는 배 속의 덩어리를 낫게 한다"고 적혀 있으며 일본 사람이 펴낸 『약용식물사전』에는 "장염, 위암, 불면증과 빈혈에 달여 먹으면 효과가 좋다"고 적혀 있다. 『동의보감』에는 달래를 소산(小蒜)이라 하여 다음과 같이 소개하고 있다.

"성질은 따뜻하고 맛이 맵다. 비와 신으로 들어간다. 속을 덥히며 소화를 돕는다. 곽란으로 토하고 설사하는 것을 멎게 하고 고독(蠱毒)을 치료한다. 뱀이나 벌레한테 물린 데도 짓찧어 붙인다."

냉이

냉이는 밭이나 들, 길가, 개울가 등지에서 흔히 볼 수 있는 한해살이풀이다. 봄이나 가을철에 뿌리째 캐서 나물로 무쳐 먹기도 하고 쌀과 함께 죽을 끓여 먹기도 하며 김치를 담그기도 한다.

냉이는 단백질, 당질, 섬유질, 회분, 칼슘, 인, 비타민A, B1, B2, C 등을 고루 함유한 훌륭한 영양식품이다. 맛도 좋아서 우리나라 사람들이 즐겨 먹는 반찬인 동시에 간장을 이롭게 하고 눈을 밝게 하며 혈압을 낮추는 훌륭한 약초이기도 하다.

냉이에 쌀을 넣고 끓인 죽은 몸이 쇠약한 사람, 노인, 부종, 만성 신장염, 각혈, 피오줌, 빈혈, 눈이 잘 보이지 않는 증세가 있는 사람에게 약이 된다. 아침저녁으로 먹으면 여러 가지 만성병 환자들의 체력을 돋우는 데 좋다.

냉이를 한자로 제채(濟菜)라고 하는데 『동의보감』에는 그 약효를 이렇게 기록하고 있다.

"성질이 따뜻하고 맛이 달며 독이 없다. 간기를 잘 통하게 하고 속을 편하게 하며 오장을 편안하게 한다. 냉이로 죽을 쑤어 먹으면 그 기운이 피를 간으로 이끌어가기 때문에 눈이 밝아진다. 냉이씨를 오래 먹으면 모든 것이 선명하게 보인다."

『동의학사전』에 적힌 냉이의 약효는 다음과 같다.

"맛은 달고 성질은 평하다. 간경, 심경, 폐경에 작용한다. 피나는 것을 멈추고 비장을 든든하게 하며 소변을 잘 통하게 하고 눈을 밝게 한다. 자궁 수축 작용, 지혈 작용, 심장혈관 확장 작용, 혈압 낮춤 작용을 한다는 것이 실험을 통해 밝혀져 있다.

자궁출혈이 있거나 월경이 지나치게 많이 나올 때, 혈변이 나오거나 각혈이 나오는 등의 출혈성 질병과 이질, 임증, 붓는 증상, 눈이 빨개지면서 붓고 아픈 증상에 쓴다. 하루 10~15g, 신선한 것은 30~60g을 달여서 먹거나 알약, 가루약 형태로 먹는다."

도라지

 쌉싸래한 맛이 일품인 도라지는 한국인의 밥상에 많이 올라가는 삼색나물 중의 하나로 쓰이는, 매우 익숙한 전통 음식이다. 도라지는 항염증 작용을 하기 때문에 암을 예방하는 강력한 효능을 가지고 있다. 동의대 한의과대학 연구실에서 주로 폐암세포를 대상으로 도라지 추출물이 암세포의 증식에 미치는 영향을 조사한 결과, 폐암 세포의 종류에 따라 다소 차이가 있었지만 암세포의 증식을 강력히 억제하는 것으로 밝혀졌다.

 도라지는 한방에서 값비싼 인삼 대신 보약으로 쓰면 좋다고 하며, 오래 묵은 것은 산삼 못지않은 약효가 있다고 알려져 있다. 흔히 도라지는 기관지 계통의 질병에 좋다고 알려져 있는데 도라지에 함유된 트리테르페노이드계 사포닌은 기관지 분비를 항진시켜 가래를 삭이는 효능을 지니고 있다.

272

또한 도라지에서만 특별히 관찰되는 사포닌 성분은 진정, 해열, 진통, 진해, 거담, 혈당 강하, 콜레스테롤 대사 개선, 항콜린, 항암 작용, 위산 분비 억제 효과 등 다양한 약리 효과를 가지고 있다.

도라지에 함유된 이눌린 성분은 생쥐를 이용한 항암 실험에서 강력한 항암 효능을 보였으며 도라지에 함유된 물질이 곰팡이의 독소 생성을 감소시키고, 실험동물에 투여했을 때 식균 작용을 촉진하는 것으로 밝혀졌다.

한의학에서는 가을이나 봄철에 도라지의 뿌리껍질을 벗기거나 그대로 말린 것을 '길경(桔梗)'이라 하며 다양한 처방전에 널리 활용된다. 특히 한방에서는 배농, 거담, 편도선염, 최유, 진해, 화농성 종기, 천식 및 폐결핵의 거담제로서 늑막염의 치료에도 효과가 있는 것으로 알려져 있다.

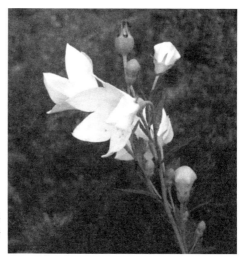

:: 백도라지꽃은 소염 효과가 있으며 위산 과다증, 인후 통증 완화에 좋다.

취나물

취나물은 한국인의 밥상에 잘 올라가는 나물로서 대개 참취를 말한다. 키가 1m에서 1.5m쯤 자라는 여러해살이풀로 우리나라 산과 들 어디서나 잘 자란다.

늦은 봄부터 초여름까지 어린순을 채취하여 나물로 먹는다. 날로 쌈을 싸서 먹으면 독특한 향과 맛이 있고, 살짝 데쳐서 나물로 무쳐도 맛이 좋다. 여러 가지 종류의 취나물 중에서 제일 맛있는 것이라 하여 참취라 부르며 요즘에는 재배도 한다.

참취는 만성 간염이나 전염성 간염을 비롯한 갖가지 간 질환과 기침, 가래를 치료하는 약초이다. 진통 작용도 있어서 두통, 요통, 근육통 등의 증상이 있을 때 먹으며 참취 뿌리를 날것으로 찧어 붙이면 통증이 완화된다. 『동의학사전』에는 참취의 약성에 대해 다음과 같이 적혀 있다.

"말린 것에 플라보노이드, 사포닌, 알칼로이드가 들어 있다. 약리 실험에서 뚜렷한 담즙 분비 작용, 진통 작용을 나타낸다. 민간에서 황달, 간염, 기침, 소화 장애, 타박상이 있거나 뱀에게 물렸을 때 쓴다. 어린잎을 산나물로 먹는다."

민들레

민들레는 풀밭이나 논둑, 길 옆, 마당 귀퉁이 등 흙이 있는 곳이면 어느 곳에나 뿌리를 내리는 생명력 질긴 식물이다. 민들레는 잎과 뿌리가 달린 채로 말려서 약으로 쓰며, 녹즙 재료나 나물 채소로도 활용한다.

민들레는 맛이 쓰고 달며 성질은 차갑다. 항암 식품으로도 좋은 효과가 있으며 유종(乳腫)이 생겨서 염증이 된 것과 유방의 멍울로 쑤시고 아픈 것을 낫게 한다. 또 갖가지 화농성 질환에 고름을 삭이는 힘도 매우 강한 약초이다. 해열, 이뇨, 소염, 건위, 최유(催乳), 해독, 청혈 작용을 한다.

민들레의 꽃줄기나 잎을 꺾으면 끈끈하고 쓴맛이 나는 우유빛 즙이 나온다. 이것을 유액(乳液)이라고 하는데 이 유액은 식물이 상처를 입었을 때 상처를 보호하고 치료하기 위해 내는 물질이다. 유액이 나오는 식물은 민들레뿐만 아니라 고구마, 무화과, 상추, 애기똥풀, 고들빼기, 양귀비 같은 것들이 있다.

민들레는 이 흰빛 유액 때문에 여성의 젖을 잘 나오게 하는 데에도 쓴다. 민들레, 상추, 고들빼기 등 흰 유액이 나오는 풀은 대개 젖을 잘 나오게 하는 효능이 있다고 알려져 있다.

동양의학에는 상사이론(相似理論)이라는 것이 있는데, 이를테면 동물의 간은 사람의 간장에도 좋다는 식의 이론이다. 쇠무릎처럼 관절마디가 뚜렷한 식물은 관절의 병에 좋고 산딸기, 참깨, 호박씨 같은 것은 사람의 씨앗, 곧 신장이나 출산 기능에 좋다는 것으로서 현대 서양의학의 새 분야인 분자교정의학(分子矯正醫學)에서도 치료에 활용하여 그 효과를 입증하고 있다.

민들레는 땀을 잘 나게 하고 변비를 치료하며 흰머리를 검게 하는 효과가 있다. 뼈와 근육을 튼튼하게 하고 눈병을 낫게 하며 뱀이나 독벌레에 물렸을 때에도 효과가 있다. 각기, 수종, 천식, 기관지염, 임파선염, 늑막염, 위염, 간염, 담낭염에도 효력이 있다.

또한 식도가 좁아 음식을 먹지 못하는 증세와 요로 감염, 결핵, 소화불량을 고치고 체한 것을 풀어주며 여성의 자궁 질환을 치료하는 효과가 있다.

민간에서는 종기, 식중독, 위궤양에 효과가 있다고 해서 널리 먹었고, 서양에서도 피를 맑게 한다고 하여 종기나 위장병을 고치는 데 흔히 썼다. 생잎을 씹어 먹으면 만성 위장병에 좋고 건강에도 좋다고 한다.

민들레는 항암 효과도 상당하다. 특히 여성의 유방암과 남성의 폐암에 효과가 좋은 것으로 여러 임상 결과에서 증명되고 있다. 중국의 상민의가 쓴 『항암본초』에는 민들레를 달인 물이 폐암 세포에 뚜렷한 억제 작용이 있다고 했으며 백혈병과 치근암, 자궁암, 위암, 유선암, 비인암 등에 민들레를 활용하는 방법이 적혀 있다.

민들레는 금은화 즉, 인동꽃과 함께 쓰면 항암 효과가 더 커진다고 한다. 민들레의 잎에는 간의 지방 변성을 억제하는 성분이 들어 있어서 황달 치료에 효과가 높다. 가을철에 뿌리째 캐서 흙을 씻어내고 달여서 하루 서너 번 먹거나 생즙을 내어 먹으면 웬만한 황달은 낫는다고 한다.

민들레는 세계 각처에 약 200~400가지 종류가 있는데 우리나라에는 흰민들레, 민들레, 산민들레, 좀민들레, 키다리민들레, 서양 민들레의 여섯 가지가 자생하고 있다. 그런데 우리가 도시 근교나 길가에서 흔히 볼 수 있는 것들은 애석하게도 서양 민들레인 경우가 대부분이다.

이것은 유럽에서 들어온 것으로 토종 민들레보다 번식력과 적응력이 강하여 토종을 쫓아내면서 맹렬하게 퍼져 나가고 있다. 토종 민들레는 서양 민들레에 밀려 지금은 인적이 드문 산속에서나 볼 수 있게 되었다.

서양 민들레와 토종 민들레는 그 생김새와 성질이 조금 다르다. 토종 민들레는 꽃이 4~5월에 피지만 서양 민들레는

3월부터 11월까지 계속 핀다. 잎의 생김새도 토종은 점잖고 의젓하지만 서양종은 톱니가 깊게 갈라져서 조잡하게 보인다.

무엇보다 뚜렷한 차이점은 꽃받침에 있다. 꽃받침에 붙어 있는 총포엽이 토종은 곧게 서 있는 데 반해 서양종은 뒤로 젖혀져 있다. 이러한 특징을 알아두면 교외로 나가서 민들레를 보게 되었을 때 쉽게 구분할 수 있을 것이다.

민들레 역시 대부분의 다른 약재들과 마찬가지로 우리나라에서 난 토종 민들레가 약효가 높다. 중국 의학책에도 조선에서 난 흰 꽃 피는 민들레의 약성이 으뜸이라고 적혀 있다.

표고버섯

표고버섯은 참나무, 떡갈나무, 밤나무, 오리나무, 박달나무, 느티나무, 뽕나무 등이 썩는 데서 영양을 얻어 자라는 버섯이다. 우리나라 곳곳에서 재배하는데 맛과 향이 좋아서 각종 요리에 자주 쓰인다.

표고는 영양이 풍부하다. 조단백 15.3%, 조지방 1.0%, 조섬유 10.8%, 회분 4.3%가 들어 있고 에르고스케린이 0.3%, 비타민 B_2가 1% 넘게 들어 있다. 이 버섯에서 갈라낸 다당류 성분은 동물에 옮겨 심은 사르코마-180 암을 80.7% 억제한다.

표고버섯에 들어 있는 렌티난 성분은 인체에 침투한 바이러스와 이질세포를 고역해서 먹어버리는 대식세포를 활성화시켜 선택적인 항암 작용을 한다. 또한 표고버섯에서 갈라낸 다당류에 면역 부활 활성이 있는 것으로 밝혀졌다.

표고버섯에 대해 『동의학사전』에는 이렇게 적혀 있다.

"약리 실험에서 혈청지질을 낮추고 물에 녹는 다당류 성분은 항암 작용을 한다는 것이 밝혀졌다. 그러므로 면역부활성이 있는 항암약으로 쓰며 고지혈증에도 쓴다. 하루 6~9g을 달여 먹는다. 나물로 먹거나 국으로 끓여 먹기도 한다."

몸이 쇠약하거나 대변에 피가 섞여 나오는 치질이 있을 때는 표고버섯으로 죽을 끓여 먹으면 좋다. 표고버섯에 쌀과 대추를 넣고 죽을 끓이는데 허약한 사람의 기운을 돋우는 데 효과적이다.

옛 조상들의 기록에 의하면 표고버섯에는 인체의 자연 치유력을 도와주는 천연 면역제의 효능이 있으며 눈을 밝게 하고 마음을 안정시킨다고 한다. 표고는 몸에 좋을 뿐만 아니라 천연 조미료와 같은 성분이 있어서 각종 요리의 맛도 높여주는 매우 이로운 식품이라고 할 수 있다.

송이버섯

송이버섯은 9월이나 10월에 20~100년쯤 자란 소나무숲의 양지 바르고 바람이 잘 통하며 물이 잘 빠지는 땅에서 자라나는 버섯이다. 버섯갓이 퍼지지 않았을 때 따서 식품으로 이용하는데 향기가 좋고 인기가 높다.

강원도 고성, 양양 등에서 많이 채취하는데 버섯 하나의 가격이 몇 만원을 호가하여 보통 사람들이 즐겨 먹기에는 다소 고가라고 할 수 있다. 우리나라에서 채취하는 송이의 상당 부분은 일본으로 수출된다고 한다.

북한에서 연구한 자료에 따르면 송이는 지금까지 알려진 버섯 중에서 항암 활성이 가장 높다고 알려져 있다. 송이버섯의 다당류인-1.4-1.6 글루칸은 사르코마-180 암세포에 대해 강한 억제 작용을 한다. 동물에게 5~30mg/kg씩 10번 먹였을 때는 놀랍게도 100%의 항암 활성이 있는 것으로 나타났다.

송이버섯을 뜨거운 물로 우려낸 다음 얼려서 말린 가루는 동물에 옮겨 심은 사르코마-180 이식암을 200mg/kg씩 10번 먹였을 때 91.3% 억제하거나 소실시켰다고 한다. 팽이나무버섯은 86.5%, 아카시아버섯은 암세포를 77.5% 억제한 것에 비하면 상당히 높은 수치라고 할 수 있다.

이 밖에 지의류에 들어 있는 다당류도 항암 작용을 하는 것으로 나타났다. 송이버섯에 대해 『동의학사전』에는 이렇게 적혀 있다.

"맛은 달고 성질은 평하다. 많은 양의 다당류가 있는데 이것이 항암 활성을 나타낸다. 임증이나 암의 치료에 하루 3~9g을 달여 먹거나 가루약 형태로 먹는다."

느타리버섯

느타리버섯은 본래 자작나무, 팽나무, 느티나무 같은 활엽
수의 썩은 부위에 기생하는 버섯이지만, 요즘은 볏짚이나 톱
밥을 이용하여 재배한다. 쫄깃쫄깃하고 맛이 있어서 한국인
들에게 인기 있는 버섯이다.

느타리버섯은 그 성질이 따뜻하여 몸을 덥혀주고 손발이
저린 것, 신허로 인한 요통을 낫게 한다. 느타리버섯을 민간
에서 위암에 써서 효과를 본 사례가 있다. 실험에서도 흰생쥐
의 사르코마-180암에 대해 75.3%의 억제 효과가 있는 것으
로 나타났다.

느타리뿐만 아니라 버섯류에는 항암 활성이 있는 것이 꽤
많다. 떡다리버섯이나 기와버섯, 자작나무버섯 등에도 항암
성분이 있는 것으로 밝혀졌다. 특히 자작나무버섯을 달인 물
은 종양의 증식을 억제하며 환자의 일반 증상을 좋게 한다.

이 물을 위암 환자에게 쓰면 밥맛이 좋아지고 소화가 잘된다고 하며 외과수술이나 방사선치료를 할 수 없을 때 써서 효과를 보았다는 사례가 있다.

북한에서 펴낸 『약초의 성분과 이용』에 보면 갖가지 버섯의 항암 효과를 실험해서 도표로 만든 것이 있다. 각각 300g의 버섯을 물 1*l*에 넣고 8~15시간 끓여 우려낸 액을 조려서 냉동 건조한 것을 사르코마-180암을 이식한 흰생쥐에게 10일 동안 주사한다.

그런 뒤에 일주일 간격으로 암의 크기를 재고 마지막으로 암을 떼어내 무게를 달아서 그 크기 등을 비교해보고 억제율을 계산한 것이다. 이 실험에 의하면 송이버섯과 팽이나무버섯, 표고버섯이 가장 항암 작용이 강한 것으로 나타났다고 한다.

다슬기

다슬기는 우리나라 냇물에서 흔히 볼 수 있는 연체동물이다. 심산유곡의 깨끗한 냇물에서부터 강, 호수, 민물과 바닷물이 섞이는 강 하구에 이르기까지 흐르는 물이 있는 곳에는 어디든지 서식한다. 이름도 많아서 고둥, 민물고둥, 골뱅이, 고디, 소라, 달팽이 등으로 부르고 있다.

다슬기는 우리나라에 2속 9종이 서식하고 있으며 고둥류 가운데서 가장 작은 무리에 든다. 길이가 35mm, 직경 15mm를 넘는 것이 드물 정도다. 껍질에 나사 모양의 띠가 열 개 정도 되는 것도 있으나 대개 뾰족한 끝부분이 부식되어 없어지고 서너 층만 남아 있는 경우가 많다.

껍질의 빛깔도 다양하여 황색, 황갈색, 암갈색, 갈색, 검정색 등 여러 가지가 있고, 껍질의 표면도 매끈한 것, 우툴두툴한 것, 혹이 있는 것, 세로줄이 있는 것, 가로 주름이 있는 것 등 다양하게 있다.

다슬기는 사람들이 흔히 강이나 냇가에서 잡아서 국으로 끓여 먹는다. 다슬기국은 배 속을 편안하게 하고 소화를 도우며 간을 보한다고 해서 찾는 사람이 많다. 괴산이나 영동, 충주 등 남한강이나 금강 상류에 있는 작은 도시에는 다슬기국을 끓여 파는 전문 음식점도 꽤 많을 정도다.

다슬기를 끓이면 파란 물이 우러나는데, 이는 다슬기를 비롯한 조개류의 피에 사람이나 포유동물과 달리 푸른 색소가 많이 들어 있기 때문이다. 그런데 이 푸른색 색소가 사람의 간 질환을 치료하는 데 매우 좋은 효과가 있다고 한다. 간염이나 간경화, 간암 등 간과 관련한 질병에 좋은 효과가 있다는 것이다. 민간의학자 인산 김일훈 선생은 『신약본초(神藥本草)』라는 책에서 다슬기에 들어 있는 푸른 색소가 사람의 간 색소와 닮았기 때문에 갖가지 간의 질병에 훌륭한 약이 된다고 했다. 『신약본초』의 한 부분을 옮기면 다음과 같다.

"일명 민물고둥이라고도 불리는 다슬기를 달이면 파란 물이 나온다. 어머니의 호흡에서 흡수한, 간을 이루는 세포조직이 이러한 청색(靑色)을 띠고 그 새파란 물이 간을 이루는 원료다. 이 청색소의 힘을 빌려 간이 정화 작용을 하는데 간의 조직체인 색소가 고갈되면 간암이나 간경화가 생긴다. 이 간의 조직 원료가 되는 청색소를 공급해주는 것이 민물고둥이다."

다슬기는 민간요법에서도 간염이나 간경화를 고치는 약으로 흔히 사용되어왔다. 다슬기 300~500g 정도를 날마다 국을 끓여 먹으면 간염이나 간경화로 복수가 찼을 때 상당히 좋은 효과가 있다고 한다.

다슬기의 성질은 약간 차고 맛이 달며 간장과 신장의 기능을 좋게 하는 효능이 있다. 대소변을 잘 나가게 하고 위통과 소화불량을 낫게 하며 열독과 갈증을 풀어준다. 다슬기의 살은 신장에 이롭고 껍질은 간과 쓸개에 이롭다고 한다.

암이나 관절염, 산후통, 디스크의 치료약으로 다슬기를 같이 쓴다. 이렇게 난치병 약에 함께 사용되는 것은 모든 질병을 치료할 때 간과 위장의 기능을 회복시키는 것이 무엇보다 우선되어야 하기 때문이다.

다슬기는 냇물 속의 바위나 자갈에 붙어 있는 조류(藻類)나 물고기의 배설물 같은 것을 먹고 산다. 그러나 요즈음에는 우리나라 도시 근교의 냇물과 강물이 오염되어 다슬기를 채집해보면 껍질 속이 완전히 썩은 것, 껍질이 뒤틀린 것, 죽은 것들이 적지 않게 나온다.

그러므로 약으로 쓸 다슬기는 오염되지 않은 인적 없는 맑은 냇물에서 난 것을 써야 한다. 겉으로 봐서 껍질에 흙이나 물이끼 따위의 이물질이 묻어 있지 않고 죽거나 상한 것이 없으며 냄새가 나지 않는 것이 깨끗한 물에서 자란 것이다. 삶아보면 더러운 물에서 자란 것과 깨끗한 물에서 자란 것은 차이가 많이 난다.

깨끗한 물에서 난 것은 맑고 파란 물이 우러나고 그 맛이 담백하고 시원한 데 비해, 오염된 물에서 난 것은 물빛이 탁하고 맛도 이상하며 좋지 않은 냄새가 나기도 한다. 농약이나 중금속으로 오염된 물에서 난 다슬기는 도리어 몸에 해로울 수 있으므로 반드시 오염이 안 된 맑은 물에서 난 것을 써야 한다.

다슬기는 우리나라에 아홉 종류가 있는데 어느 것이나 다 똑같이 약으로 쓸 수 있다. 가장 깨끗한 물에서 자라는 것이 구슬알다슬기라는 종류이고, 주로 깨끗한 물에 사는 것으로는 주머니알다슬기, 참다슬기, 좀주름다슬기, 염주알다슬기, 주름다슬기가 있다. 상당히 오염된 물에서도 살 수 있는 것이 곳체다슬기라는 종류이다.

다슬기는 우렁이와 약효가 비슷하지만 그보다는 약성이 더 강한 것으로 생각된다. 다슬기의 약성에 대한 옛 문헌 기록은 거의 없고 다만 우렁이에 대해서는 황달이나 부종 등에 좋다고 적혀 있다. 참고로『동의학사전』에 적힌 우렁이의 약성에 대한 부분을 옮겨본다.

"우렁이는 각지의 논, 늪, 저수지 등에 산다. 여름과 가을에 잡아서 흙을 게우게 한 다음 익혀서 햇빛에 말린다. 맛은 달고 성질은 차다. 열을 내리고 갈증을 멎게 하며 독을 풀고 소변을 잘 통하게 한다.

당뇨병, 황달, 몸이 붓는 증상, 눈병, 복수가 차는 증상, 살이 헐어버리는 증상, 장출혈, 연주창, 버짐 등에 쓴다. 껍질은 버리고 살을 끓여 먹거나 가루 내어 먹는다. 또는 태워서 가루 내어 먹기도 한다. 외용으로 쓸 때는 즙을 내어 바르거나 짓찧어 붙인다."

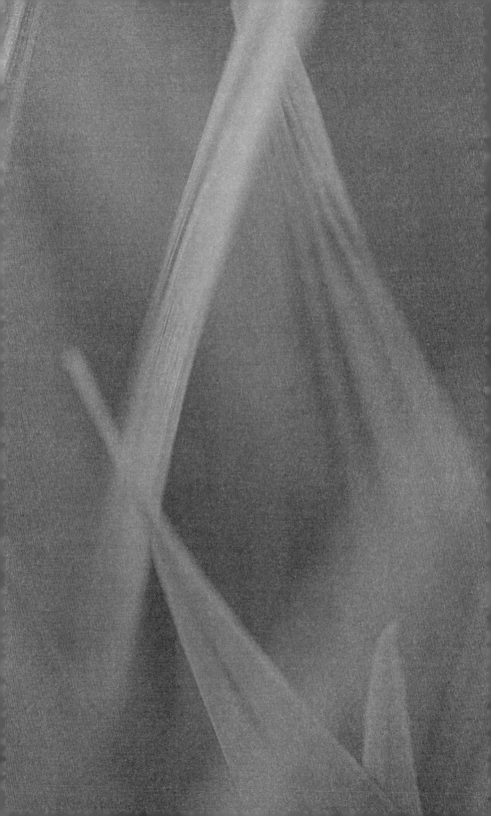

Chapter 07

사상체질 진단

사상체질이란?

간혹 어떤 약이나 음식이 몸에 좋다고 해서 먹었는데 별로 효과를 보지 못하거나 심지어 증세가 더 나빠지는 경험을 해 본 사람들이 있을 것이다. 가령 한동안 우리나라에 알로에 열 풍이 분 적이 있었는데, 이 약을 먹고 거의 만병통치약처럼 생각하는 사람이 있었는가 하면 별 도움이 안 되었다는 사람 도 있었다. 이것이 바로 체질의 문제라고 할 수 있다.

우리나라 사람들의 체질을 크게 네 가지 유형으로 나누어 사상의학을 창안한 사람은 조선시대의 이제마 선생이다. 그 는 사람을 체질적 특성에 따라 소양인, 소음인, 태양인, 태음 인의 네 유형으로 나누고 그에 따라 병을 진단하고 치료하는 체질의학을 정립했다.

체질의학에 의하면 우리가 일상적으로 먹는 음식도 체질에 따라 궁합이 있다. 음식은 생존에 필수 조건이며 이를 적절하게 활용하면 건강유지에 도움이 되지만 적절치 못할 경우 건강이 악화되어 각종 질환의 원인이 될 수도 있다.

생명의 원천인 음식물과 사람과의 관계는 아무리 강조해도 지나치지 않을 만큼 중요하다. 일상생활 속에서 사람들은 저마다 음식에 대한 선호가 다르게 나타나는데 그것은 사람마다 체질이 다르기 때문이다.

체질에 따라 사람들은 태어날 때부터 특정 장부의 기능을 강하게 타고 나거나 약하게 타고 난다. 음식 또한 체질에 따라 흡수가 잘되기도 하고 어떤 것은 아예 체질에 맞지 않아서 오히려 해가 되기도 한다.

체질은 사람의 얼굴 모양, 체형, 장부 기능의 허실, 성격, 걸음걸이, 약과 음식에 대한 각각의 반응과 흡수력의 정도 등에 따라 분류한다. 혈액형과 오링테스트에 의해 분류하기도 하는데 크게 네 개의 체질 즉 소양인, 소음인, 태양인, 태음인으로 나눈 것을 사상체질이라고 한다.

건강이 좋을 때는 잘 느낄 수 없으나 몸이 약한 사람이나 병에 걸렸을 때 어떤 음식을 먹고 소화가 잘되지 않거나 몸에 이상을 느껴본 경험이 있을 것이다. 특히 암이나 난치병 등으로 체력이 고갈되고 소화력이 떨어졌을 때에는 더욱 그러하다.

몸에 이상이 있을 때에는 자신의 체질을 알고 흡수력이 높은 음식 위주로 바꿔나가면 건강을 회복하는 데 큰 도움이 된다. 음식과 약도 체질에 따라 흡수가 잘되는 것이 따로 있기 때문이다. 약도 가급적 체질에 맞는 것을 먹는 것이 좋다.

물론 체질에 맞지 않는다고 하여 아예 먹지 말라고 하는 것은 아니다. 건강한 상태에서는 자신이 좋아하는 음식을 골고루 먹는다고 해서 크게 해가 되지는 않는다. 그러나 병이 깊어 기력을 빨리 회복시켜야 할 때는 체질에 맞는 음식을 먹는 것이 중요하다.

　평소에 어떤 음식을 먹으면 소화가 안 되거나 또는 복통 설사 등 해를 보는 음식이 종종 있다. 예를 들어 참외만 먹으면 배가 아프고 설사를 한다든지, 고등어를 먹으면 속이 불편하고 배가 더부룩하고 두드러기가 나는 경우가 있는데, 이런 음식은 평소에 잘 기억했다가 먹지 않는 것이 건강을 지키는 길이다.

음양오행에 의한
체질 분류

소양 체질

몸에 화기가 지나치게 많고 수기는 부족하다. 심장의 기능은 튼튼하지만 콩팥의 기능이 약하다. 대개 혈액형이 O형인 사람이 많다.

소음 체질

소양체질과는 반대로 수기(水氣)가 지나치게 많으며 화기(火氣)는 부족하다. 신장 기능은 왕성하지만 심장의 기능이 약하다. 혈액형은 대개 B형이다.

태양 체질

음양오행 학설로 볼 때 금기(金氣)는 지나치게 많고 목기(木氣)가 부족하다. 폐 기능은 왕성하지만 간 기능은 약하다. 혈액형이 AB형인 사람 중에 드물게 나타난다.

태음 체질

음양오행 학설로 볼 때 목기(木氣)는 지나치게 많고 금기
(金氣)는 부족하다. 간 기능은 왕성하지만 폐 기능이 약하다.
혈액형은 대개 A형이다

오링테스트에 의한
체질 분류

오링테스트O-ring test는 정남향을 바라보고 서서 특정 식품을 손에 쥐었을 때 몸에 얼마나 힘이 주어지는가에 따라 체질을 알아내는 방법이다. 왼손에 식품이나 약재를 쥐고 오른손의 엄지와 검지로 동그라미를 만들어 손가락 끝을 붙여 힘을 주고 그 손가락에 걸리는 힘의 강약에 따라서 체질을 구분한다.

이 테스트를 해보면 신기하게도 식품이나 약재, 사람에 따

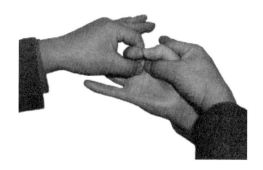

:: 오링테스트를 하는 모습.

라 손가락 힘의 강약이 다르게 나타난다. 가령 인삼을 손에 쥐었을 때는 힘이 강하게 들어가는데 갈근을 들었을 때는 엄지와 검지가 힘없이 풀어지는 경우가 있다. 몇 번을 해봐도 비슷하게 나타난다.

소양체질

영지나 숙지황을 잡으면 힘이 강해지지만 인삼이나 녹용을 쥐었을 때에는 힘이 약해진다.

소음체질

감자나 인삼을 쥐었을 때에는 힘이 강해지지만 보리나 갈근을 쥐면 힘이 약해진다.

태양체질

앵두나 노근을 잡으면 힘이 강해지고 고추나 인삼을 쥐면 힘이 약해진다.

태음체질

도라지나 갈근을 잡으면 힘이 강해지지만 참외나 숙지황을 쥐면 힘이 약해진다.

오링테스트의 원리

오링테스트는 '같은 성질의 것은 밀어내고 반대 성질의 것은 끌어당기는' 음양의 이치를 보여주는 자연계의 한 현상이다. 자석과 마찬가지로 인체를 구성하고 있는 세포들은 식품의 성질을 스스로 판별하여 온몸의 세포에 이 정보를 전달하여 반응하게 하는 본능적인 능력을 지니고 있다. 세포들은 접촉을 통해서뿐만 아니라 빛, 소리 또는 마음의 상태에 따라서 각기 다르게 작용한다. 세포는 자기가 좋아하는 것이 가까이 올 때 힘을 내고 싫어하는 것이 가까이 올 때 힘을 잃는다는 것이 오링테스트의 기본 원리이다.

심장병 전문의 오무라 요시아기가 발견한 것으로 인체 부위 가운데 손은 기(氣)에 민감하여 몸의 기운을 밖으로 표출하기도 하고 외부의 기운을 감지할 수도 있다는 것을 알게 되었다.

외부의 기가 손바닥에 부딪치면 그 기는 신경을 타고 즉각 뇌신경에 전달된다. 우리 몸의 부위 중에서도 뇌신경을 대표하는 근육이 있는데 그곳이 바로 악력이라고 하는 손의 아귀 힘이다. 손바닥에 부딪친 기가 강하고 이로울 때에는 아귀힘이 강해지고, 약하거나 해로운 기를 만나면 아귀힘이 약해지는 것이다.

이 원리를 이용해서 몸에 잘 흡수되는 음식과 잘 흡수되지 않는 음식을 가려낼 수 있으며 몸이 건강한지 혹은 이상이 있는지도 판별할 수 있다. 또한 건강을 회복할 수 있는 음식을 찾을 수도 있다. 왼손에 식품이나 약재를 쥐고 오른손의 엄지와 검지로 동그라미를 만들어 양손 손가락 끝을 붙여 힘을 주고 다른 사람에게 잡아당기게 하여 그 손가락에 걸리는 힘의 강약에 따라 몸에 맞는 음식물이나 약재를 구별하는 것이다.

오링테스트는 엄지와 검지로 동그라미를 만들어 손가락의 끝과 끝이 맞닿아 조금도 찌그러뜨리지 않고 자연스럽게 동그라미 모양이 되도록 해야 정확한 판단을 할 수 있다. 세포들은 자기가 좋아하는 것과 싫어하는 것에 대해 분명한 반응을 보인다. 인체의 각 세포들은 자기에게 도움이 되는 영양분과 물, 산소를 본능적으로 찾고 독, 노폐물, 탄산가스 같은 것은 멀리하려 애쓴다. 인체 진단 오링테스트 방법은 1991년 미국의 정식 특허로 등록되었다.

나는 어떤 체질일까?

소양인

얼굴형은 머리가 앞뒤로 나오고 둥근 편이며 표정이 밝다. 턱은 뾰족한 편이고 입은 크지 않으며 입술은 얇다. 특히 눈매가 날카롭다. 체형은 상체가 발달하고 하체가 약하며 특히 다리가 약하다. 살이 잘 찌지 않는 체질이다. 가슴 주위가 발달했으며 경쾌하고 가벼워 보이는 인상을 갖고 있다. 항상 먼 곳을 보고 걷는다.

체질적으로 비위의 기능이 좋고 신장의 기능이 약하며 몸에 열이 많다. 소화력이 왕성하고 땀이 별로 나지 않는다. 시각이 특히 발달했는데 남자는 정력 부족인 경우가 많고 여자는 다산하기가 어려운 체질이다.

기질적 특성은 외형적이고 명랑하며 재치가 있고 두뇌 회전이 빨라서 판단력이 있다. 다정다감하고 봉사와 희생정신이 있으며 이해관계가 다르면 마음이 편하지 않다. 그런 반면 성질이 급하고 경솔하여 실수가 많은 경향이 있으며 화를 잘 내는 편이다. 계획성이 적고 비판적이며 체면을 중시한다. 대인관계는 원만하나 가정을 소홀히 하는 경향이 있다. 상인, 군인, 봉사자, 중개인, 서비스업 종사자의 기질을 가지고 있다.

식성은 더운 음식보다는 찬 음식을 좋아하며 한겨울에도 찬 음식을 즐겨 찾는다. 음식을 빨리 먹는 편이다.

소음인

용모가 오밀조밀 잘 어우러져 있다. 눈, 코, 입이 그다지 크지 않고 입술은 얇으며 눈에 정기가 없는 경우가 많다. 상체에 비해 하체가 발달했으며 살과 근육이 비교적 적은 편이지만 골격은 굵은 편이다. 키와 몸짓은 대체로 작은 편에 속하면서 몸매에 균형이 잡힌 사람이 많다. 얌전하고 온화한 인상으로서 미남 미녀가 많다.

체질적으로 신장의 기능이 좋고 비위의 기능이 약하다. 허약하고 내성적인 성격의 사람이 많으며 땀을 잘 흘리지 않는다. 그렇다고 해서 억지로 땀을 내려고 노력할 필요는 없다. 소음인은 땀을 많이 흘리지 않는 것이 좋기 때문이다.

미각이 특히 발달하고 피부가 부드러우며 여자는 겨울철에 손발이 잘 트지 않는다. 무의식중에 한숨을 잘 쉬는 버릇이 있다.

기질적으로는 사색적이고 매사에 치밀하며 착실한 편이다. 판단력도 빠르고 머리도 총명하며 예의 바르다. 세심하고 내성적인데 자기 본위적인 경향이 있다. 질투가 심하고 계산적이며 화가 나면 쉽게 마음을 풀지 않는다.

늘 불안한 마음을 갖고 작은 일에도 속상해하기 때문에 마음을 안정시키도록 노력해야 한다. 여자의 경우에는 살림을 꼼꼼하게 잘하는 타입이 많다. 지시를 잘하고 꽁생원으로 보이는 경우가 많으며 교육자, 종교가, 학자, 사무원 기질을 갖고 있다.

식성은 대체로 더운 음식을 좋아하며 맛있는 것을 골라 먹는 경향이 있다. 음식은 천천히 먹는 편이다.

태양인

머리가 크고 둥근 편이다. 특히 목덜미의 뒷머리가 발달되어 있고 하관이 빠르며 눈이 작은 사람이 많다. 체구가 단정한 편이나 상체에 비해서 하체와 허리가 약해 보인다. 대체로 몸은 마른편이고 깔끔한 인상에 눈에 광채가 있다.

신체적으로는 폐 기능이 좋고 간 기능이 약하다. 오래 앉아 있거나 오래 걷지를 못한다. 소변을 자주 보는 경우가 많으며 청각이 특히 발달되어 있다. 여자 중에는 몸이 건강해도 아이를 잘 낳지 못하는 경우가 많다.

기질적 특성으로는 머리가 명석하며 과단성, 진취성, 영웅심, 자존심 등이 강하고 독창적이다. 의욕이 넘치는 나머지 주위와 화합하기 어려운 경우가 많고 간혹 독선적이라는 말을 듣는다.

다른 사람을 비판적으로 바라보며 분노를 잘 일으킨다. 천재형, 발명가, 전략가, 혁명가, 음악가 기질을 가지고 있는데 영웅이나 위인이 아니면 일상적인 환경에서는 오히려 무능력자처럼 될 수도 있다.

식성은 대체로 냉랭한 음식을 좋아하며 특히 담백한 음식을 좋아한다.

태음인

얼굴형은 원형이거나 타원형이며 눈, 코, 입, 귀가 크고 입술은 대체로 두툼하다. 체격이 큰 편이고 근육과 골격이 발달했으며 겉으로 보아 키가 크고 몸이 비대한 사람이 많다. 특히 손발이 크다.

허리가 굵은 편이고 상체보다는 하체가 더 충실한 편이다. 의젓하고 무게가 있어 보인다. 이런 특징 때문에 여자가 태음인인 경우에는 미인이 적은 편이다.

태음인의 체질적 특징은 간 기능이 좋고 폐, 심장, 대장, 피부 기능이 상대적으로 약하다고 할 수 있다. 식당에서 보면 밥을 먹을 때 유별나게 땀을 많이 흘리는 사람들이 바로 태음인 체질인 경우가 많다.

그렇다고 해서 땀이 많이 나는 것을 병으로 생각할 필요는 없다. 오히려 태음인들은 땀이 많이 나는 것이 좋다. 후각이 특히 발달한 편이며 여자는 겨울에 손발이 잘 트기 때문에 주의해야 한다.

태음인의 기질적 특징은 인자하고 마음이 너그러우며 활동적이다. 잡념이 많은 편이지만 끈기가 있고 점잖으며 묵묵히 실천하는 스타일이다. 고집이 세어 외곬수라는 말을 많이 들으며 속마음을 잘 드러내지 않는 경향이 있다.

욕심이 많으며 자신이 잘나갈 때에는 교만한 스타일이다. 그래서 태음인 여자는 애교성이 적은 편이다. 본래 활동적인 기질을 가지고 있지만 게으를 때는 한없이 게으르기도 하다. 호걸형, 낙천가 타입, 사업가, 정치가 기질을 가지고 있다.

태음인들 가운데는 식성이 좋아 대식가가 많으며 폭음, 폭식을 하는 경향이 있다. 음식을 가리지 않고 잘 먹는다.

체질과 음식의 관계

▶ 소양인

	흡수력이 높은 식품	흡수력이 낮은 식품
곡물류	쌀, 녹두, 보리, 검은팥, 통밀 가루, 유색콩, 메밀, 검은깨, 들깨, 강낭콩, 완두콩	찹쌀, 차조, 수수, 흰밀가루, 붉은팥, 흰콩, 율무, 참깨, 옥수수
채소류	배추, 푸른 상추, 시금치, 양배추, 열무, 미나리, 샐러리, 신선초, 케일, 취나물, 오이, 마늘, 무, 연근, 토란, 우엉, 가지, 호박, 쑥, 쑥갓, 냉이, 달래, 씀바귀, 깻잎, 돌나물, 비름, 익모초, 파슬리, 컴프리, 어성초	감자, 고구마, 파, 양파, 당근, 도라지, 더덕, 마, 생강, 카레, 후추, 겨자, 유색상추, 부추
과일류	감, 곶감, 배, 포도, 참외, 수박, 딸기, 멜론, 바나나, 파인애플, 키위, 토마토, 복숭아, 유자, 매실, 살구, 무화과, 잣, 아몬드	사과, 귤, 오렌지, 레몬, 밤, 대추, 호두
고기류	오리고기, 돼지고기, 쇠고기	닭고기, 개고기, 염소 고기, 양고기

생선류	새우, 굴, 조개, 게, 재첩, 바지락, 전복, 오징어, 낙지, 문어, 고등어, 청어, 꽁치, 정어리, 멸치, 가자미, 도미, 갈치, 삼치, 참치, 연어, 잉어, 장어, 미꾸라지	조기, 멍게, 해삼
해조류		미역, 김, 다시마, 파래
버섯류	송이버섯, 표고버섯, 팽이버섯, 느타리버섯	영지, 운지
기타		인삼, 녹용, 꿀, 화분

▶ 소음인

	흡수력이 높은 식품	흡수력이 낮은 식품
곡물류	쌀, 찹쌀, 차조, 통밀가루, 흰콩, 유색콩, 옥수수, 참깨, 강낭콩, 메조, 완두콩	보리, 팥, 흰밀가루, 메밀, 수수, 검은콩, 녹두, 율무, 검은 깨, 들깨
채소류	푸른 상추, 양배추, 시금치, 파, 양파, 생강, 마늘, 고추, 취나물, 무, 연근, 우엉, 호박, 가지, 감자, 고구마, 열무, 쑥, 쑥갓, 냉이, 달래, 씀바귀, 돌나물, 비름, 부추, 익모초, 파슬리	배추, 케일, 신선초, 유색상추, 미나리, 샐러리, 도라지, 더덕, 당근, 오이, 마, 토란, 컴프리
과일류	사과, 귤, 오렌지, 토마토, 복숭아, 대추, 딸기, 자몽, 레몬, 유자, 살구, 무화과, 호두, 은행	참외, 수박, 멜론, 감, 곶감, 포도, 밤, 잣, 배, 바나나, 파인애플, 키위, 모과, 아몬드
고기류	오리고기, 닭고기, 쇠고기, 개고기, 양고기, 염소고기	돼지고기
생선류	가자미, 도미, 조기, 삼치, 멸치, 연어, 잉어, 장어, 미꾸라지, 해삼	조개, 새우, 굴, 게, 오징어, 낙지, 갈치, 고등어, 청어, 전복, 문어, 꽁치, 멍게, 재첩, 바지락
해조류	미역, 김, 다시마, 파래	

버섯류	송이버섯, 표고버섯, 팽이버섯, 느타리버섯	영지, 운지
기타	인삼, 녹용, 꿀, 화분	

▶ 태양인

	흡수력이 높은 식품	흡수력이 낮은 식품
곡물류	쌀, 찹쌀, 차조, 통밀가루, 흰콩, 유색콩, 옥수수, 참깨, 강낭콩, 메조, 완두콩	보리, 팥, 흰밀가루, 메밀, 수수, 검은콩, 녹두, 율무, 검은 깨, 들깨
채소류	푸른 상추, 양배추, 시금치, 파, 양파, 생강, 마늘, 고추, 취나물, 무, 연근, 우엉, 호박, 가지, 감자, 고구마, 열무, 쑥, 쑥갓, 냉이, 달래, 씀바귀, 돌나물, 비름, 부추, 익모초, 파슬리	배추, 케일, 신선초, 유색상추, 미나리, 샐러리, 도라지, 더덕, 당근, 오이, 마, 토란, 컴프리
과일류	사과, 귤, 오렌지, 토마토, 복숭아, 대추, 딸기, 자몽, 레몬, 유자, 살구, 무화과, 호두, 은행	참외, 수박, 멜론, 감, 곶감, 포도, 밤, 잣, 배, 바나나, 파인애플, 키위, 모과, 아몬드
고기류	오리고기, 닭고기, 쇠고기, 개고기, 양고기, 염소고기	돼지고기
생선류	가자미, 도미, 조기, 삼치, 멸치, 연어, 잉어, 장어, 미꾸라지, 해삼	조개, 새우, 굴, 게, 오징어, 낙지, 갈치, 고등어, 청어, 전복, 문어, 꽁치, 멍게, 재첩, 바지락
해조류	미역, 김, 다시마, 파래	
버섯류	송이버섯, 표고버섯, 팽이버섯, 느타리버섯	영지, 운지
기타	찬 음식, 맥주, 얼음	인삼, 녹용, 꿀, 화분

▶ 태음인

	흡수력이 높은 식품	흡수력이 낮은 식품
곡물류	쌀, 찹쌀, 차조, 통밀가루, 흰콩, 유색콩, 옥수수, 참깨, 강낭콩, 메조, 완두콩	보리, 팥, 흰밀가루, 메밀, 수수, 검은콩, 녹두, 율무, 검은 깨, 들깨
채소류	푸른 상추, 양배추, 시금치, 파, 양파, 생강, 마늘, 고추, 취나물, 무, 연근, 우엉, 호박, 가지, 감자, 고구마, 열무, 쑥, 쑥갓, 냉이, 달래, 씀바귀, 돌나물, 비름, 부추, 익모초, 파슬리	배추, 케일, 신선초, 유색상추, 미나리, 샐러리, 도라지, 더덕, 당근, 오이, 마, 토란, 컴프리
과일류	사과, 귤, 오렌지, 토마토, 복숭아, 대추, 딸기, 자몽, 레몬, 유자, 살구, 무화과, 호도, 은행	참외, 수박, 멜론, 감, 곶감, 포도, 밤, 잣, 배, 바나나, 파인애플, 키위, 모과, 아몬드
고기류	오리고기, 닭고기, 쇠고기, 개고기, 양고기, 염소고기	돼지고기
생선류	가자미, 도미, 조기, 삼치, 멸치, 연어, 잉어, 장어, 미꾸라지, 해삼	조개, 새우, 굴, 게, 오징어, 낙지, 갈치, 고등어, 청어, 전복, 문어, 꽁치, 멍게, 재첩, 바지락
해조류	미역, 김, 다시마, 파래	
버섯류	송이버섯, 표고버섯, 팽이버섯, 느타리버섯	영지, 운지
기타	인삼, 녹용, 꿀, 화분	찬 음식, 맥주, 얼음

| 참고 자료 |

『몸에 좋은 건강 밥상 : 이젠 제대로 알고 현명하게 차리자』, 구성자, 넥서스

『내 몸 안의 의사, 면역력을 깨워라: 세계적인 면역학자의 자연치유 예찬』,
아보 도오루, 조성훈 옮김, 21세기북스

『21세기 식품과 영양』, 김은실 외, 문지사

『식품과 영양』, 고무석 외, 효일

『식생활과 건강』, 박현서 외, 효일

| 참고 사이트 |

민속한의원 www.minsock.com

국립 농산품 품질관리원 · 친환경 농산물 정보시스템 www.enviagro.go.kr

농식품 안전 정보 서비스 www.foodsafety.go.kr

식품의약품안전청 www.kfda.go.kr

국가 암정보센터 www.cancer.go.kr

대한 암협회 www.kcscancer.org